元素の周期表

改訂 基礎からの
食品・栄養学実験

編著／村上　俊男
共著／池内ますみ
　　　稲田　吉昭
　　　小垂　　眞
　　　島田　淳巳
　　　田中　惠子
　　　田中　智子
　　　三浦さつき
　　　吉川　秀樹
　　　　　　（50音順）

建帛社
KENPAKUSHA

改 訂 版 ま え が き

　本書は1998年，実験経験の少ない学生にも"わかりやすくかつ興味深く取り組めるように"をモットーに，主として短期大学の栄養士養成コースや家政系の食品学・栄養学の実験用教科書として編纂された。

　以来，この編纂方針に賛同いただいた数々の大学，短期大学，専門学校で教科書・参考書として採用され，今日に至っていることを先ずは感謝申し上げたい。しかしさすがに15年という時を経て，食環境の変化や実験手法・機器の改新，さらに高校時代に化学を選択しなかった学生の増加など，取り巻く状況の変化を見過ごすわけにはいかなくなってきた。ここに内容見直しの必要性を痛感し，新たな執筆陣にも加わってもらい，改訂版を発刊する運びとなった次第である。

　改訂に当たって，本書の特徴である次の3点に関しては継続して反映させることとした。
①1テーマを見開き2頁（〜4頁）に配する。
②頁の構成に脚注（'ポイント'，'基礎知識'，'参考資料'など）と側注（'フローチャート'，'図'など）のスペースを取り，理解の助けとする。
③テーマ毎に'課題'の項を設けて，実験結果をまとめるための問題意識をもたせる。
　さらに改訂に際して，新たに次のような方針を立てた。
・最近の学生の現状を鑑み，"よりきめ細かく，丁寧に"を念頭におく。特にⅠ・Ⅱ章の基礎編に関しては，実際に基礎実験を担当している著者に託し，全面的に見直す。
・その他の章に関しても，まず既存テーマは，できるだけ初版での著者とは異なる著者により，新しい眼で内容を見直す。さらに新テーマも可能な限り取り入れる。

結果として紙面のビジュアル化にも配慮したので，本書を手にした学生が，とりあえず実験に興味をもって意欲的に取り組んでくれることを願っている。

　そもそも実験・実習は，講義だけでは頭でっかちに終わってしまいがちな知識を，体験学習を通して"体得"あるいは"体解（たいげ）"でき，実践的な知恵として活かせるようになるところに意義がある。その意味で本書は，定番であるⅢ・Ⅳ章の食品成分の定性や定量実験の他，Ⅴ〜Ⅷ章までにも多彩な内容を網羅し，さらに最終Ⅸ章には応用実験も配したので，目的に応じた多様な体験学習に最適であると信じている。特に応用実験では，各章のカテゴリーには収まらない多面的なテーマや定量実験を一歩踏み込んだテーマなど，ユニークな内容を盛り込んだので，是非目を向け試していただきたい。

　おわりに臨み，できあがってみれば不備な点や改善する点も多々あろうかと思われるので，諸賢からのご教示をいただければ幸いである。また刊行に際して，多大なご尽力をいただいた(株)建帛社・製作部の本間久雄氏ならびに内山　歩さんに，心からお礼を申し上げる。

2014年4月

著者を代表して　村　上　俊　男

初版まえがき

　食は健康の源といわれるが，その基礎をなしているのが食品学であり，栄養学である。しかし講義だけでは単なる知識に終わりがちで，それが日常の食生活に十分に生かされているかといえば疑問である。やはり実験・実習を通して各自が経験して得た結果から，帰納的な思考方法により一つの答えを導き出す過程を繰り返すことで，より実際的な知識（知恵）が身につくのである。

　本書は実験の経験のない学生にも"わかりやすくかつ興味深く取り組めるように"をモットーに，主として短期大学・家政系の食品学・栄養学の実用教科書として編纂された。また，栄養士や管理栄養士を志す学生にも教科書や参考書として十分に供える内容を網羅したつもりである。既に食品栄養学実験として数多くの成書がある中で，短大生向きにわかりやすくビジュアル化された実験書は少なく，まして栄養学分野を意識し総合化を目指した内容の実験書は皆無に近い。本書の執筆・編集にあたっては，実験指導に実績のある著者間で中身の議論を重ねた結果，以下に示すいくつかの新しい試みがなされている。

　①1テーマを見開き2頁（〜4頁）に配して，全体像を捉えやすくした。
　②頁の校正に脚注と側注のスペースをとり，脚注では実験上の'ワンポイントアドバイス'やテーマを理解するための'基礎知識''参考資料'を，脚注では実験機器・器具の'イラスト・写真'や実験操作の'フローチャート'を掲げた。
　③'課題'の項を設けて，実験結果をまとめ結論を導き出すためのポイントや，さらにより深く理解するためのヒントを明示した。

　本書を手にした学生が，実験に興味を示し意欲的に取り組むことによって，結果として健全で充実した食生活を営む能力を養うことができるように願っている。

　本書の構成は9章から成っている。I・II章はいわゆる基礎実験編で，この2章だけで半期の実験に対応できる配慮をした。III章からVIII章まではいわゆる食品学・栄養学の分野をできるだけ網羅した多彩な内容になっており，最後のIX章は応用実験として広くかつ高い視野からのテーマを配した。III章以降で33テーマあり，通年の実験授業にも十分に応えうると確信している。しかし意を尽くしたつもりでも，でき上がってみれば不備な点や不適切な記述もあろうかと思われる。諸賢からのご叱正・ご教示を頂ければ幸甚である。

　おわりに臨み，本書を執筆するにあたっては多くの諸先輩方の実験書を参考にさせていただいたし，刊行に際しては（株）建帛社・製作部の本間久雄氏に多大な労をおかけした。ここに厚くお礼申し上げる次第である。

1998年3月

著者を代表して　村　上　俊　男

目　次

I　実験の基礎

I-1　実験を始めるにあたって ……………………………（村上俊男・田中惠子）……… *1*
　　1．なぜ実験を行うのか　*1*
　　2．基本的な注意事項　*1*
　　3．実験を安全に行うために　*2*
　　4．実験の記録とレポートの作成　*4*

I-2　基礎知識 …………………………………………………（村上俊男・田中惠子）……… *6*
　　1．実験で扱う用語・単位　*6*
　　2．濃度の定義とその表示　*6*
　　3．数値の扱い―有効数字―　*7*
　　4．薬品の性状とその取り扱い　*8*
　　5．実験器具の取り扱い　*9*
　　6．定性分析と定量分析　*11*

I-3　基本操作…………………………………………………（村上俊男・田中惠子）……… *12*
　　1．撹拌（溶解，混合）　*12*
　　2．分離（ろ過，遠心分離）　*12*
　　3．加　熱　*14*
　　4．冷　却　*15*
　　5．測　容　*15*
　　6．秤　量　*18*
　　7．顕微鏡観察　*19*

II　基本的な実験

II-1　溶液の調製………………………………………………………………（田中惠子）……… *20*
　　【実験1】所定のW％溶液の調製　*20*
　　【実験2】所定のw/v％溶液の調製　*21*

II-2　pHの測定 ………………………………………………（村上俊男・田中惠子）……… *22*
　　【実験1】食品のpH　*23*
　　【実験2】緩衝液のpH変化　*23*
　　【実験3】食品色素のpHによる色の変化　*24*

II-3　比重の測定………………………………………………（小垂眞・田中惠子）……… *26*
　　【実験1】食塩水の濃度とその比重との関係　*26*
　　【実験2】エタノール溶液の濃度とその比重との関係　*27*

II-4　容量分析…………………………………………………（小垂眞・田中惠子）……… *28*
　　1．基本操作　*28*

		2．中和滴定　　29
			【実験1】中和滴定による定量分析　　29
			【実験2】中和滴定曲線　　31
		3．キレート滴定　　32
			【実　験】水の総硬度の測定　　32
	II－5　比色分析……………………………………………（稲田吉昭・田中惠子）………34
			【実　験】着色料の定量　　35
	II－6　クロマトグラフィー………………………………（村上俊男・島田淳巳）………36
		クロマトグラフィーの原理と分類　　36
			【実験1】ペーパークロマトグラフィーによるアミノ酸の分離・同定　　37
			【実験2】薄層クロマトグラフィーによる植物色素の分離・同定　　38

III 栄養素の定性実験

	III－1　糖質の定性実験……………………………………（吉川秀樹・島田淳巳）………40
			【実験1】糖に共通の反応―モーリッシュ反応　　40
			【実験2】糖の還元反応　　40
			【実験3】糖の特異的反応―セリワノフ反応　　41
			【実験4】多糖類の反応―ヨウ素デンプン反応　　41
			【実験5】オサゾンの生成　　41
			【実験6】糖の加水分解反応　　41
	III－2　脂質の定性実験……………………………………………………（吉川秀樹）………42
			【実験1】溶解度試験　　42
			【実験2】不飽和度試験　　42
			【実験3】乳化試験　　43
			【実験4】ケン化反応　　43
	III－3　アミノ酸・ペプチドの定性実験…………………（小垂眞・三浦さつき）………44
			【実験1】ビウレット反応　　44
			【実験2】ニンヒドリン反応　　44
			【実験3】キサントプロテイン反応　　45
			【実験4】ホプキンス・コーレ反応　　45
			【実験5】硫化鉛（PbS）反応　　45
	III－4　タンパク質の定性実験……………………………（小垂眞・三浦さつき）………46
			【実験1】タンパク質を構成する元素の検出　　46
			【実験2】タンパク質の凝固・沈殿反応　　46
			【実験3】食品タンパク質の等電点　　47
	III－5　ビタミンの定性実験………………………………（吉川秀樹・三浦さつき）………48
			【実験1】ビタミンB_1（チオクローム反応）　　48
			【実験2】ビタミンB_2（ルミフラビン反応）　　48
			【実験3】ビタミンC（インドフェノール反応）　　49
			【実験4】ビタミンA（カールプライス反応）　　49
	III－6　ミネラルの定性実験………………………………（小垂眞・三浦さつき）………50
			【実　験】Ca，P，K，Sの検出　　50

IV 食品の主要成分の定量実験

- IV-1 糖質の定量実験……………………………………………（吉川秀樹）………52
- IV-2 脂質の定量実験……………………………………………（吉川秀樹）………54
- IV-3 タンパク質の定量実験……………………………………（小垂眞）………56
  - 【実験1】ケルダール法による定量　56
  - 【実験2】フェノール試薬法（ローリー法）による定量　58
- IV-4 ビタミンの定量実験………………………………（吉川秀樹・田中智子）………60
  - 【実　験】ビタミンCの定量　60
- IV-5 ミネラルの定量実験
  ……………………………（実験1・2：小垂眞，実験3：田中智子）………62
  - 【実験1】灰分の定量　62
  - 【実験2】バナドモリブデン酸法による食品中のリン（P）の定量　63
  - 【実験3】オルトフェナントロリン法による鉄の定量　64
- IV-6 水分の定量実験……………………………………………（池内ますみ）………66

V 食品の嗜好的品質に関する実験

- V-1 酸度測定（中和滴定）………………………………（村上俊男・田中智子）………68
  - 【実験1】食酢中の酢酸の定量とレモン果汁（市販品）中のクエン酸の定量　68
  - 【実験2】リンゴジュース中のリンゴ酸の定量　69
- V-2 塩分の定量（沈殿滴定）…………………………………（村上俊男）………70
  - 【実験1】醤油中の塩分の定量　70
  - 【実験2】味噌中の塩分の定量　71
- V-3 緑茶のタンニンの定量……………………………（小垂眞・吉川秀樹）………72
- V-4 カフェインの分離・確認…………………………………（島田淳巳）………74
  - 【実験1】コーラからのカフェインの分離　74
  - 【実験2】カフェインの確認　74
- V-5 色に関する実験……………………………………………（池内ますみ）………76
  - 1．食用色素の鑑別　76
    - 【実験1】酸性タール色素の毛糸染色試験　76
    - 【実験2】アンモニア水による変色テスト　77
    - 【実験3】酸性タール色素のペーパークロマトグラフィー　77
  - 2．天然色素の安定性　78
    - 【実験1】加熱による肉色素の変化　78
    - 【実験2】野菜色素のカラムクロマトグラフィーによる分離　79
- V-6 芳香物質（エステル）の合成……………………………（村上俊男）………80
  - 【実験1】酢酸エチルなど5種のエステルの合成　80
  - 【実験2】果実エッセンスの配合　81
  - 【実験3】果物の芳香物質のケン化　81
- V-7 官能検査……………………………………………（村上俊男・田中智子）………82
  - 【実験1】味，臭いの識別　82
  - 【実験2】2点識別テスト　82

【実験3】2点比較法によるチョコレートの嗜好テスト　83
　　　【実験4】順位法によるヨーグルトの嗜好テスト　83

VI　食品の安全・衛生に関する実験

- VI−1　飲料水の水質検査 ……………………………………（池内ますみ）……… 86
  - 【実験1】濁度の測定　86
  - 【実験2】色度の測定　86
  - 【実験3】pHの測定　87
  - 【実験4】過マンガン酸カリウム消費量　87
- VI−2　食品添加物の検出 ……………………………………（池内ますみ）……… 88
  - 【実　験】ソルビン酸（保存料）の定量　88
- VI−3　食品の鮮度試験 ………………………………………（池内ますみ）……… 90
  - 【実験1】米の鮮度判定　90
  - 【実験2】卵の鮮度判定　91
  - 【実験3】魚の鮮度判定　92
- VI−4　油脂の変敗試験 ……………………………（池内ますみ・島田淳巳）……… 94
  - 【実験1】酸価（AV）の測定　94
  - 【実験2】過酸化物価（POV）の測定　95
  - 【実験3】クライス試験　95
- VI−5　細菌検査 ………………………………………………（池内ますみ）……… 96
  - 【実験1】牛乳の一般細菌数の計測　96
  - 【実験2】発酵乳の乳酸菌数の計測　97
  - 【実験3】大腸菌の定性試験　97
  - 【実験4】スタンプ法による衛生検査　98

VII　食品成分の分離・確認と利用に関する実験

- VII−1　デンプンの分離・確認 …………………………（小垂眞・島田淳巳）……… 100
  - 【実験1】ジャガイモからのデンプンの分離・確認　100
  - 【実験2】デンプンを含む市販粉製品の判別試験　101
- VII−2　卵黄の脂質成分の分離・確認と利用 ………………（吉川秀樹）……… 102
  - 【実験1】脂質成分の分離・確認　102
  - 【実験2】マヨネーズの製造　103
- VII−3　食品タンパク質の分離・確認と利用 ……………（小垂眞・島田淳巳）……… 104
  - 【実験1】小麦タンパク質の分離・確認　104
  - 【実験2】牛乳からのカゼインの分離・確認と利用　105
- VII−4　豆腐の製造（大豆グロブリンの分離）……………（小垂眞・田中智子）……… 106
  - 【実験1】硫酸カルシウムによる木綿豆腐の製造　106
  - 【実験2】グルコノ−δ−ラクトンによる絹ごし豆腐の製造　107
- VII−5　リンゴペクチンとジャム ……………………（池内ますみ・田中智子）……… 108
  - 【実験1】ペクチン量の測定　108
  - 【実験2】リンゴジャムの製造　108

Ⅷ 酵素・消化に関する実験

Ⅷ－1 酵素の触媒作用 ……………………………（稲田吉昭・小垂眞）……… *110*
 1．触媒作用とは　*110*
 2．一般的性質　*110*
  【実　験】カタラーゼ（過酸化水素分解酵素）　*110*
Ⅷ－2 α-アミラーゼ（液化型）とβ-アミラーゼ（糖化型）の作用点の違い
 ………………………………………………（稲田吉昭・小垂眞）……… *114*
Ⅷ－3 プロテアーゼ阻害剤 ………………………（稲田吉昭・小垂眞）……… *116*
 【実　験】トリプシン（パンクレアチン）のカゼイン分解
    における阻害剤（インヒビター）の影響　*116*
Ⅷ－4 消化に関する実験 …………………………（稲田吉昭・小垂眞）……… *118*
 【実験1】アミラーゼ（炭水化物分解酵素）による口腔内消化　*118*
 【実験2】だ液アミラーゼの活性度（力価）の測定　*119*
 【追加実験】米飯の咀嚼による消化（だ液アミラーゼの生体反応）　*121*
 【実験3】胃内消化：ペプシンによるタンパク質の消化　*122*
 【実験4】小腸内消化：パンクレアチンによるカゼインの消化　*123*

Ⅸ 応用実験

Ⅸ－1 塩分の摂取量 ……………………………………………（村上俊男）……… *124*
 【実験1】味噌汁中の塩分量　*124*
 【実験2】すまし汁中の塩分量　*124*
 【試　食】漬物とスナック菓子の食べ比べ　*125*
Ⅸ－2 ビタミンCの損失 ………………………（吉川秀樹・村上俊男）……… *126*
 【実験1】自然酸化および加熱の影響　*126*
 【実験2】アスコルビン酸オキシダーゼの作用　*127*
Ⅸ－3 リンゴの品質試験 …………………………………………（村上俊男）……… *128*
 【実験1】性状試験　*128*
 【実験2】化学的試験　*128*
 【実験3】官能検査　*129*
Ⅸ－4 酸乳飲料の製造 ……………………………………………（池内ますみ）……… *130*
 【実験1】発酵乳（ヨーグルト）の製造　*130*
 【実験2】合成酸乳の製造　*131*
Ⅸ－5 褐変試験 ………………………………（稲田吉昭・島田淳巳）……… *132*
 1．アミノ・カルボニル反応　*132*
  【実　験】褐変に及ぼす還元糖，酸化防止剤，
    および温度の影響　*132*
 2．酵素による食品の褐変　*133*
  【実験1】ポリフェノールオキシダーゼ　*133*
  【実験2】ペルオキシダーゼ　*134*

付　表
　　1．市販試薬の種類と濃度　　*135*
　　2．ろ紙の種類と用途　　*135*
　　3．溶液の比重と濃度　　*136*
　　4．緩衝液の組成　　*137*

参考文献 ·· *139*

索　引 ·· *140*

I 実験の基礎

I 1 実験を始めるにあたって

1．なぜ実験を行うのか

　実験とは，講義や書物から得られた知識（理論）を，自分の眼で確かめ体得していく過程であり，実際に体験して実証したことを通じて科学的な知識を得る過程でもある。従って，実験する際には，常に「何のためにこの実験を行っているのか？」を考えて取り組む必要があり，加えて，「これはいったいなんだろうか？」という好奇心と，「なぜ，どうして，こうなるのだろうか？」という探究心を持つことが大切である。その上で，答えを得るための筋道を学ばなければならない。実験は，多くの事実より1つの答えを見つける考え方（帰納的な考え方）を学ぶための，思考トレーニングを行う場である。

　このように実験を通して得た知識や物事に対する捉え方は，将来，いろいろなところで役に立つはずである。このトレーニングの成否は，これからの実験に取り組む態度にかかっている，といっても過言ではない。

2．基本的な注意事項

　1）実験内容の理解

　　実験を行う前に，何の目的でどのような実験を行うのかを理解するために，テキストをしっかり読んでおく。その上で，実験ノートに手順を箇条書き（流れ図）にしておく（p. 4参照）。実験の目的と手順を理解しないと，ただいたずらに操作を追うだけになる。

　2）実験室での行動*

（1）身支度を整える

・長袖の白衣を着用しボタンは必ず止める。袖口はゴムで絞る。ハンドタオル等を常に身に付けておく。

・履物は，足の甲が見えるものは避け，スニーカーなど，踵が低くて動きやすく，滑りにくいものにする。

・長い髪は必ず束ね，マニキュアや指輪も支障をきたすので控える。

（2）実験台と周辺の整理

・実験室には，飲食物をはじめ実験と直接関係のない物品を持ち込んではならない。カバンなどを持ち込む場合は，床や通路に置かず，決められた場所に必ず置くこと。携帯電話は，電源を切ってカバンの中に入れておく。

・実験台上には，実験書，実験ノート，筆記用具など，指示があったもののみを出す。

（3）室内では同時に複数の人が実験を行っている。お互いの安全のためにも，身勝手な行動（私語，大声をあげる，走るなど）は慎み，周囲へ配慮すること。

　3）実験に際しての注意

（1）実験では特に出席が重視される。準備を整えて定刻までに着席する。

＊毎回の実験の開始前に，文中の箇条書きされている事項を確認するとよい。

I 実験の基礎

(2) 最初の説明をよく聞き，危険を伴う箇所や注意点を理解しておく。もし，わからないところや疑問点があればすぐに質問し，いい加減なことはしないように心掛ける。

(3) 実験中の注意
- 実験操作は常に安全を心掛け，その操作の目的を理解した上で，注意深く，正確に行う。
- 実験中においても，実験器具，試薬，試料などを含めて常に整理・整頓する。
- 試料や，試薬を入れるガラス器具には，必ずマーカーやラベルで表示し，中身が何であるかわかるようにしておく。
- グループで実験を行う場合は，協力し合うことが大切である。コミュニケーションを取り，各自の役割を明確にした上で，共同実験者の行動にも気を配り，実験全体の把握と理解に努める。色の変化など，直接観察する場合は，できるだけ全員が立ち会って行う。
- 実験中はよく観察する。また，結果を予測し，なぜそうなるのかを考察しながら行う。
- 観察したこと，気付いたこと，および得られたデータは，そのつどできるだけ詳しく正確に実験ノートに記録する。グループ実験においても，ノートを交換するなどしてすべての操作の記録をしておく。

(4) ものの捨て方*と後始末

実験室の廃棄物は，たとえ微量であっても適切な処理を行わなければならない。必ず指示に従う。実験を終えた後は，使用した器具を所定の方法できれいに洗浄する（p.10参照）。借り出した器具は返却して，実験台の上を拭いて，ガス・水道の確認を行い，指導者に届け出る。

4) 実験終了後

できるだけ早い時期に，実験ノートの記録に基づいてレポートを作成して，期限厳守で提出する。

3. 実験を安全に行うために

実験には少なからず危険が伴うことを前提として，事故発生のリスクを最小限に抑えるために，指導者の説明をよく聞いて理解し，常に細心の注意を払って実験を行う。事故が起きた場合はすぐに届け出て指示に従うとともに，落ち着いて，適切な行動や処置ができるように心掛けておく。

1) 危険防止のための対策と応急処置

(1) 火　災

【対　策】火気を扱うときは，引火性薬品（エーテル類，アルコール類，アセトンなど）を近くに置かない。ガスバーナーの青い炎は明るい室内ではよく見えないことがあるので注意する。消火器の設置場所，操作方法，非常口を確認しておく。

【処　置】まず大声で周りに知らせる。ガスの元栓を止め，電源を切る。可燃物を火気から遠ざけ，火元を不燃物や，濡らした布で覆い空気を遮断して消火する。手に負えないときは消火器を用いるが，消火困難な場合は直ちに避難する。

(2) やけど

【対　策】加熱操作は，特に慎重に行う。

【処　置】すぐに流水や氷水で痛みが取れるまで十分に冷やす。重傷の場合はすぐ医師の手当を受ける。

---

*ポイント　ものの捨て方
- マッチ，生ゴミ，ガラス片などの固形物は流しに捨ててはならない。所定の場所に廃棄する。
- 液体は，直接流しに捨ててもよいか否かを必ず確認する。例えば，強酸や強アルカリは，中和後に多量の水で流してもよいが，重金属や有機溶媒を含む廃液は，所定の容器に回収しなければならない。必ず指示に従う。

(3) 薬品・有害ガスによる事故

薬品には爆発の危険性，強い引火性，あるいは毒性のあるものがあるので，それぞれの性状を理解した上で取り扱いに注意する[*1]。

【対　策】
・危険有害性のある薬品については，特にラベル表示[*2]に注意して指導者の指示に従って慎重に取り扱う。
・液状の試料を直火で加熱する場合は，常に火力に気を配り，突沸させない。また加熱中の容器をのぞいたり，容器の口を人のいるほうに向けたりしてはならない。
・薬品は，皮膚（口や眼）や衣服に付けないように注意する。実験内容によっては，指示により保護めがねを着用する。また，危険な薬品をピペットで測り取る時は，口で吸わず，安全ピペッターやオートピペットを使用する。
・有害な気体を発生する薬品は，排気装置のある場所（ドラフト[*3]）で取り扱う。

【処　置】
・濃い酸は，中途半端に少量の水を加えると発熱するので注意する。直ちに乾いた布で拭き取り，流水で十分に洗い流し，炭酸水素ナトリウム水溶液をつけた後，再び水洗いする。濃い塩基の場合は，直ちに流水で十分に洗い流し，希酢酸を付けた後，再び水洗いする。
・目に入った場合は，15分以上流水で洗浄して，すぐに医師の手当を受ける。口に入った場合は，直ちに吐き出し多量の水道水で口を洗う。
・有害ガスを吸い込んだ時は，直ちに風通しのよい，新鮮な空気の場所に移り，その後医師の手当を受ける。

(4) ガラスによる創傷

【対　策】ガラス器具は使用前に傷がないか点検する。外側がぬれたまま火にかけないなど，取り扱いには十分注意する。洗浄するときは，洗剤で手をすべらせないよう注意する。また，

[*1] 基礎知識　危険試薬
・濃塩酸，発煙硝酸，濃アンモニア水などは有害ガスを発生するので，必ずドラフト内で取り扱う。
・強酸，強アルカリ，硝酸銀，トリクロロ酢酸などは腐食性があるので，皮膚などに付けないように特に注意する。

[*2] 基礎知識　化学品の危険有害性表示
毒物及び劇物取締法他に規制されている化学品について，下記の表示がなされる。
・「医薬用外毒物」の文字（赤地に白文字）　・「医薬用外劇物」の文字（白地に赤字）
・危険物第1～6類（黒字）
また，GHS（化学品の分類および表示に関する世界調和システム）による危険有害性を表す絵表示（9種類）がある。その一部を示す。

急性毒　　　引火　　　腐食性

[*3] 基礎知識　ドラフト
ドラフトとは，実験中に発生する有害ガスや悪臭ガスなどを実験室外に排出する装置である。この装置から実験室外に排気ダクトが通じており，排風機でガスや粉塵を排出する仕組みになっている。装置の前面は上下開閉式のガラス扉で，安全性と明るさが確保されている。正式にはドラフトチャンバーという。

Ⅰ　実験の基礎

破損したガラス器具を不用意に触らない。
【処　置】ガラスの破片を完全に取り除き，水道水で十分に洗い流す。傷口を消毒後，しっかりと止血する。傷が深いときは直ぐに医師の手当を受ける。

4．実験の記録とレポートの作成

1）実験ノートの活用

実験を始めるに当たって，専用の実験ノートを用意する。しっかりと製本されたものを選び，ルーズリーフなどは用いない。

実験ノートには，先述通り，事前に，実験の段取り（手順）を箇条書きする。実験によっては流れ図（フローチャート）にしておくとよい。また，結果（測定値など）を書き込む表も作成しておく。これらの準備により，実験をより安全に行え，また，実験の学習効果を一層高めることが可能となる。

実験中は，記録をその都度克明にノートに書き留めておく。ノートは十分に余白を取り，実験中に気付いたことなども詳細に記しておく。この記録を元にレポートを作成するので，その重要性を心得ておく。

ポイント　実験結果の示し方（図）

・濃度と測定値との関係などはグラフで表す（表を併記する場合もある）。

【グラフの書き方】

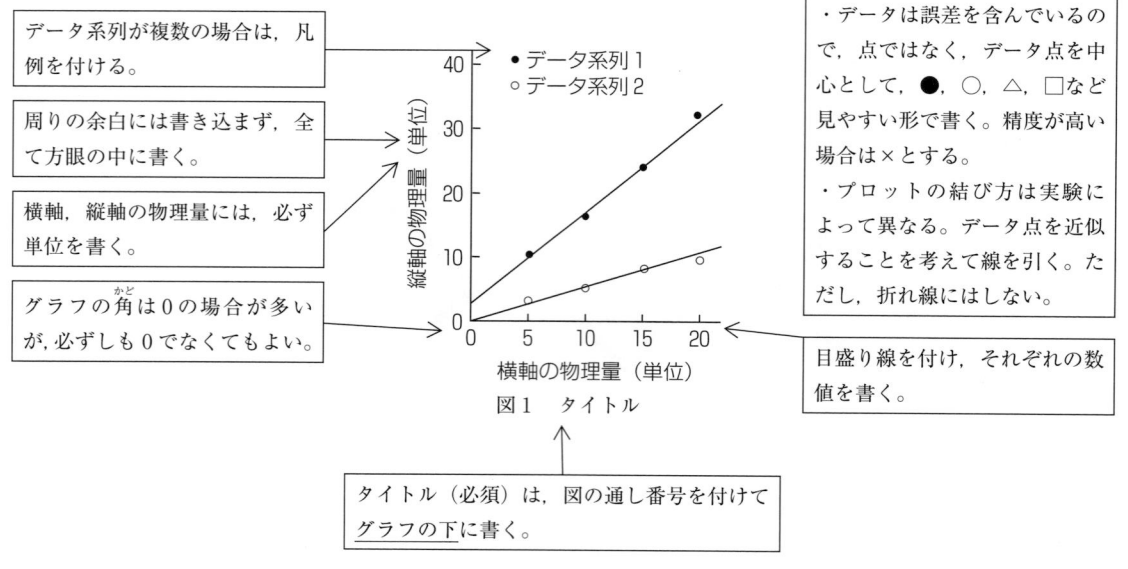

- データ系列が複数の場合は，凡例を付ける。
- 周りの余白には書き込まず，全て方眼の中に書く。
- 横軸，縦軸の物理量には，必ず単位を書く。
- グラフの角は0の場合が多いが，必ずしも0でなくてもよい。
- データは誤差を含んでいるので，点ではなく，データ点を中心として，●，○，△，□など見やすい形で書く。精度が高い場合は×とする。
- プロットの結び方は実験によって異なる。データ点を近似することを考えて線を引く。ただし，折れ線にはしない。
- 目盛り線を付け，それぞれの数値を書く。
- タイトル（必須）は，図の通し番号を付けてグラフの下に書く。

図1　タイトル

2）レポートの書き方

　学生実験は，その結果を整理して検討し，レポート（報告書）を期日内に提出してはじめて完了したことになる。内容は要を得て簡単明瞭であるのがよく，あくまでも実際に行った実験について，正確かつ客観的に書くようにする。また，実験結果についての考察を書くことが重要である。

　レポートの形式は，指導者の指示に従うが，一般的に次のようなものである。レポートは，決して，他人の文章を写したり，提出が遅れたりしてはならない。

---

① 実験題目
② 実験日，天候，気温，湿度
③ 実験者名：報告者本人と共同実験者は分けて書く

　　〔表紙を作成する場合は，これらの項目を記載する。指導者の指示に従う。〕

④ 目　的
　　実験の目的，何を明らかにするのかを簡潔に書く。
⑤ 方　法
　　試料，試薬，器具，操作などに分けて書く。操作はテキストの丸写しではなく，実際に行った通りに，過去形で，正確・簡潔に書く。
⑥ 結　果
　　測定や観察の結果だけでなく，経過の観察，測定値に基づく計算などを過去形で書く。数字は有効数字，単位に気を付ける。表*1や図（p. 4 参照）を用いるとわかりやすい。その場合は，表や図から読み取れる主な結果を文章で記すことを忘れてはならない。
⑦ 考　察
　　最も重要な部分である。結果を文献から調べた事項と比較検討して，実験から明らかになったこと，疑問点などを論理的に述べる。予想される結果でなかった場合は，その原因を検討する。
⑧ 結　論
　　この実験から得られた結論を簡潔に文章にまとめる。
⑨ 参考・引用文献
　　参考・引用した文献について，標題，筆者名，書名または雑誌名，巻，ページ，発行年などの書誌事項を書く。インターネットのホームページの参考については，指導者の指示に従う。
⑩ 感想・反省
　　学生実験の場合は，実験やレポート作成の上での感想や反省を記してもよい。

---

*1　**ポイント**　実験結果の示し方（表）

各試料のpH測定値など，異なる試料の測定値は，表にまとめるとよい。

表1　各試料のpH　←　表のタイトルを上に付けておく。場合によっては通し番号を付ける。

試料	pH
A	4.3
B	3.7
C	8.3

よくない書き方：
試料A → 4.3，試料B → 3.7，試料C → 8.3

I 2 基礎知識

1. 実験で扱う用語・単位

　食品学や栄養学が科学分野の学問である以上，その実験で扱う用語の定義や単位は正しく把握しておく必要がある。また具体的な数値も，実験の種類や精度により単位間の変換や桁数を考慮しなければならない。

1）主な物理量と単位

　単位のついた量を物理量という。単位には，国際標準のSI基本単位[*1]，これを組み合わせたSI組立単位，慣用的に使われる非SI単位がある。また，各単位の大きさに比べて桁違いに大きい量や小さい量を表すために，1000倍や1/1000倍を示す接頭語が決められており，単位に組み合わせて用いられる。以下に，化学実験でよく用いられる物理量の単位，および接頭語を示す。

表1−1　主な物理量と単位

量の名前	単位の名称	記号	単位系	備考：SI接頭語との組み合わせの汎用例等
長さ	メートル	m	SI単位	cm, mm, μm, nm（比色分析での波長の表示）
質量	キログラム	kg	SI単位	g, mg, μg
物質量	モル	mol	SI単位	物質を構成する単位粒子6.02×10^{23}個（アボガドロ数）の集団を1 molとする
温度	セルシウス度	℃	SI組立単位	SI単位のK（ケルビン）との関係は，$TK = (T - 273.15)$℃
体積	リットル	L or l	非SI単位	mL　$1 L = 10^{-3} m^3$

2）主な化学量

a．**原子量**　原子の平均質量を，^{12}Cの原子の質量を12として相対的に表した値を，その元素の原子量という。相対値であるので単位はない。元素の周期表[*2]に詳しい値が載っている。実際の計算では，その精度から考えて概数[*3]で十分である。

b．**分子量**　分子を構成している原子の原子量の総和を，その分子の分子量という。

c．**モル質量**　同一種類の粒子1モル当たりの質量をモル質量（g/mol）という。上記の原子量や分子量にg/molの単位を付けた量となる。

表1−2　SI接頭語

乗数（倍数）	接頭語	記号
10^9（1 000 000 000）	ギガ	G
10^6（1 000 000）	メガ	M
10^3（1 000）	キロ	k
10^2（100）	ヘクト	h
10（10）	デカ	da
10^{-1}（0.1）	デシ	d
10^{-2}（0.01）	センチ	c
10^{-3}（0.001）	ミリ	m
10^{-6}（0.000 001）	マイクロ	μ
10^{-9}（0.000 000 001）	ナノ	n

[*1] SI基本単位には，表1−1記載以外に，時間，電流，熱力学温度，光度の合計7個がある。
[*2] 見返しを参照。
[*3] 基礎知識　実験でよく使う原子量の概数

H	C	N	O	Na	Mg	S	Cl	K	Ca	Fe	Cu	Ag
1.0	12.0	14.0	16.0	23.0	24.3	32.1	35.5	39.1	40.1	55.8	63.5	108

自然界の炭素原子は
$^{12}C : ^{13}C ≒ 90 : 1$の割合

2．濃度の定義とその表示

溶液[*1]の中に溶質がどれくらい溶けているかを示す量を濃度といい，パーセント（％）濃度とモル濃度がよく使われる。

(1) パーセント（％）濃度

$$\text{\%濃度} = \frac{\text{溶質の量}}{\text{溶液の量}} \times 100 = \frac{\text{溶質の量}}{\text{溶質の量}+\text{溶媒の量}} \times 100$$

a．質量パーセント濃度（W％，％(w/w)）…溶液100 gに含まれる溶質のg数。日本食品標準成分表で使われている。

b．容量パーセント濃度（V％，％(v/v)）…溶液100 mLに含まれる溶質のmL数。エチルアルコールなど溶質が液体の場合に用いる。

c．質量/容量パーセント濃度（w/v％，％(w/v)）…溶液100 mLに含まれる溶質のg数。一般に血液や尿中の成分含有量を表すのに用いる。

(2) モル濃度（M[*2]，mol/L）

溶液1 L中に含まれる溶質の物質量（モル数）。例えば，硫酸（H_2SO_4）のモル質量は98.1 gであるから，1 L中に98.1 gの硫酸を含む溶液は，1 Mである。

$$\text{モル濃度（M）} = \frac{\text{溶質の物質量（mol）}}{\text{溶液の体積（L）}}$$

(3) その他の濃度

a．百万分率（ppm）…試料1000 g中に含まれる成分のmg数。

b．ミリグラムパーセント濃度（mg％）…試料100 gに含まれる成分のmg数。カルシウムやビタミンCのようにmg単位で測定される場合に用いる。

3．数値の扱い—有効数字—

測定値はそれぞれの実験の限度内で必ず誤差を含むので，数値の読み取りや計算処理は，その数字が信頼できる範囲で適切に行う。実験値として意味のある数字，すなわち，数値を示すのに有効である数字を有効数字という。有効数字は確かな数字に，更にいくぶん不確実な数字を1桁だけ加えて表すのが普通である。電卓での計算で表示される桁数を全て記載しても意味がない。

1）測定値の読み方と書き方

質量や容量を目盛のある器具で測定する場合，肉眼で最小目盛の1/10桁まで目分量で読み取る。例えば，右図のように0.1 mLまで目盛ってある測容器具では，0.01 mLまで読み取る。右図①の読み取りは，7.53 mLであり7.5 mLとしてはならない。右図②の場合は8.5の目盛りに一致しているが，その記録は8.5 mLではなく8.50 mLとしなければな

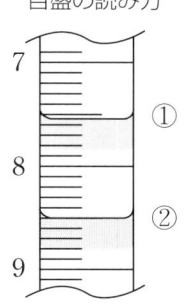

目盛の読み方

[*1] 基礎知識　溶液とは？

溶液とは，液体中に物質が均一に溶解している状態をいう。このとき，他の物質を溶かす液体を溶媒，溶媒に溶けている物質を溶質という。例えば，食塩水では，水が溶媒，食塩が溶質である。

一般的に濃度は，溶液に対する溶質の量で表し，溶媒に対する溶質の量ではない。「（調味料のg数／材料のg数）×100」で示される調味％と混同しないよう注意する。

[*2] モル濃度Mは，「モーラー」と読む。

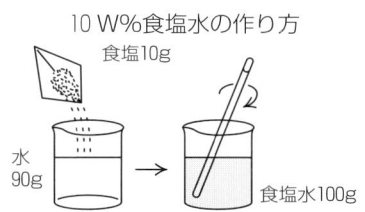

10 W％食塩水の作り方

Ⅰ 実験の基礎

らない。最後の0（ゼロ）は計算上無意味であるが，小数点以下2桁までが有効数字であることを示している。

　測定値として数字が表示される場合（デジタル式）は，表示された数字をそのまま読み取る。最小位の数字にはその器具の精度に応じた誤差が含まれており，その値までを有効数字とする。

2）有効桁数

　有効数字の桁数（有効桁数）を考えるときは，0の扱いに注意する必要がある。上述したように測定値の小数点以下の末位の0は有効数字であるが，位取りを示す0は有効桁数には数えない。例えば，0.0581の有効桁数は5桁ではなく，3桁である。もちろん7.03など内に含まれる0は有効桁数に入る。測定値が3500のような場合は，有効桁数を明確に示すために，3.5×10^3（有効桁数2桁）あるいは3.50×10^3（有効桁数3桁）のように10のべき乗を用いた表示とする。

3）計算の規則

a．加減　　計算結果の小数点以下の桁数は，計算に使われた数値のうち小数点以下の桁数が最小のものと揃える。

　　　　12.⑤
　　　＋　6.2④
　　　　18.⑦④

左の足し算では，丸印を付けた各末位の数字に誤差が含まれるので，結果は小数第1位以下の数字に誤差が含まれることになる。そこで，結果は小数第1位までとして18.7とする。

b．乗除　　計算結果の有効桁数は，計算に使われた数値のうち有効桁数が最小のものと揃える。

　　　　0.12⑦
　　　×　　8.⑨
　　　　①①④③
　　　10①⑥
　　　1.①③0③

左のかけ算では，かけ合わせる数字の末位の数字（丸印）に誤差が含まれるので，計算途中および計算結果の丸字部分にも誤差が含まれることになる。そこで，結果は小数第1位以下の数字に誤差が含まれることになる。従って，小数第2位を四捨五入して1.1となり，有効数字は2桁となる。

c．途中計算の結果は，最終の結果の有効桁数より1桁多く取っておく。数字の丸め方は四捨五入が一般的に使われる。この場合に対象の数字が5の時は，その1桁上の数字が偶数か0の場合は切り捨て，奇数ならば切り上げる。

4．薬品の性状とその取り扱い

実験に用いられる特定の純度を持つ薬品を試薬と呼ぶ。

1）実験に使う水

　日常生活で水といえば水道水を指す。しかし，水道水はきれいに見えても各種の不純物を含んでいるので，そのまま実験に用いると好ましくない結果をもたらすことが多い。そこで実験では，不純物をできるだけ取り除いた精製水（純水）を用いる。純水にはその製法により脱イオン水，蒸留水，超純水などがあり，目的に応じて使い分ける。学生実験では，イオン交換樹脂によって電解質を取り除いた脱イオン水か，さらに脱イオン水を蒸留して有機化合物を除いた蒸留水を使用することが多い。実験書に単に"水"と書いてあれば，水道水でなく純水を用いなければならない。

　精製水は，コック付きポリタンクかガラス瓶に保存する。一般的に，ポリタンクから洗瓶に移して使用することが多いが，洗瓶の取り扱いは，精製水を汚染しないように注意が必要である。洗瓶の先端を手で持ったり，試薬の入った容器に深く差し込んだり，あるいは洗瓶内にピペット類などを直接入れてはならない。

2）試薬の規格

日本で市販されている試薬には，日本工業規格（JIS）と各製造業者がそれぞれ独自に定めた社内規格とがあり，その純度により特級と一級がある。普通は一級を用いるが，特に精密さを要求される場合は，特級を用いる。他に，特殊な試験・研究のための特殊試薬（残留農薬試験など）や濃度の基準にする標準試薬などがある。

3）基本的な試薬

表1−3 化学実験で使用する基本的な試薬

種類	基本的な試薬例
酸	塩酸（HCl），硫酸（H_2SO_4），硝酸（HNO_3），炭酸（H_2CO_3），シュウ酸（$(COOH)_2$），酢酸（CH_3COOH），乳酸（$CH_3CH(OH)COOH$）など
塩基	水酸化ナトリウム（NaOH），水酸化カリウム（KOH），水酸化カルシウム（$Ca(OH)_2$），アンモニア水（NH_3aq）など
塩	塩化ナトリウム（NaCl），炭酸ナトリウム（Na_2CO_3），硫酸アンモニウム（$(NH_4)_2SO_4$），リン酸二水素カリウム（KH_2PO_4），過マンガン酸カリウム（$KMnO_4$），硝酸銀（$AgNO_3$）など
有機溶媒	エチルアルコール（C_2H_5OH），酢酸エチル（$CH_3COOC_2H_5$），ジエチルエーテル（$C_2H_5OC_2H_5$），アセトン（CH_3COCH_3），クロロホルム（CH_3Cl）など
単体	炭素末（C），鉄粉（Fe），水銀（Hg），ヨウ素（I），ナトリウム（Na）など
酸化物	過酸化水素水（H_2O_2），二酸化炭素（CO_2），窒素酸化物（NOx）など
有機試薬	糖質，脂質，タンパク質，ビタミン，酵素製剤など

4）試薬の取り扱い

(1) 使用する試薬は，その性状を理解した上で，それぞれに応じた取り扱いをする。試薬の安全な取り扱いについては，p.3を参照する。
(2) 試薬を使う時は，容器のラベルをよく読み，間違いがないことを確認する。ラベルには，分子量や化学式などの試薬の基本的な情報や，引火性など取り扱う上で気を付けなければならない性状についての表示がなされているのでよく見る必要がある（p.3基礎知識 参照）。
(3) 容器内の試薬を汚染しないよう注意する。
  ・容器を開けたら栓やふたは内側の部分が上を向くように置く。
  ・固体試料の場合，少量ならば乾いた清潔な薬さじを用いて必要な量だけを採取する。多量の場合は，容器を傾けて回しながら受器に移す。液体の場合は，駒込ピペットなどの器具を容器に直接入れることは避ける。受器に移すときは，必ず容器ラベルの上を持ってガラス棒を使って注ぎ込む。受器の口が小さい時はロートを使用してこぼさないようにする。
  ・試薬を取り過ぎても，一度取り出したものは元の容器に戻してはならない。
  ・試薬を取り出したら，直ちに栓をする。

5．実験器具の取り扱い

実験で用いる器具類を見返しに示した。器具類には，固有の名称が付けられているので，使用器具の名称を覚え，その特性を理解することが必要である。

1）器具材質の特性

・ガラス器具（特に硬質ガラス）は耐熱性，耐薬品性に優れているが，薄く加工されていることが多いので強度的には弱いものとして取り扱う。ガラス棒での撹拌など機械的な衝撃，外面を濡らしたままでの加熱は避ける。
・プラスチック器具は，材質の種類が多いので，耐熱温度や耐薬品性などを考慮して実験目的に適したものを選ぶ。使い捨て器具としても使える。金属製品は熱伝導性が高く，熱しやすく

I 実験の基礎

冷めにくいので注意する。

2) 器具の構造上の特徴

器具は，その構造を理解した上で適切なものを選ぶ。同じビーカー類でも，コニカルビーカーは，撹拌してもこぼれないように口を狭めてあるので，滴定などに適している。三角フラスコも構造的には似ているが，栓ができるように口の部分が肉厚で円筒になっている。試験管は，内容物を撹拌しやすいように，試薬量が1/4程度までになるようなサイズを選ぶ。また，正確な体積を測定する際には，適切な測容器具（ガラス製体積計）を用いなければならない（p.16参照）。

3) 器具の洗浄と乾燥

実験では，ごく微量の不純物の混入でも結果に影響を及ぼすので，使用する器具は清浄でなければならない。また，洗浄や乾燥は，そのやり方次第で体積などの測定値に誤差を生じることになるので適切な方法で行う必要がある。

《洗　浄》使用した器具は，原則として実験が終了したらすぐに洗浄する。一般のガラス器具の普通の汚れは，まず水洗いをしてから，洗剤を付けてブラシなどで外側から内側への順番で洗い，その後十分に水道水ですすぐ。洗剤には，合成洗剤やクレンザーを用いることが多い。

メスフラスコなどの測容器具は，内壁を傷付けないために，ブラシや研磨材を含むクレンザーを用いてはならない。洗剤液を入れて何回か振り洗い，あるいは洗剤液に浸け置き後，十分に水道水ですすぐ。ピペット類は，水洗いしてから洗剤液に浸け置き後，ピペット洗浄機で十分に水洗いをする。

水洗いをした器具類には，純水を3回程度丁寧にかけておく。このときガラス壁の水がはじかれると汚れが落ちていないので，もう一度洗剤で洗い直す。

分光光度計のセルなど特殊な器具の洗浄については，必ず指示に従う。

《乾　燥》よく洗浄した器具は水切りカゴに逆さに入れて自然乾燥（風乾）する。決して布巾などで拭いてはならない。急ぐ場合は，105～110℃の電気乾燥器で乾燥してもよいが，測容器具は加熱してはならない。

基礎知識 洗浄方法

・ガラス器具類

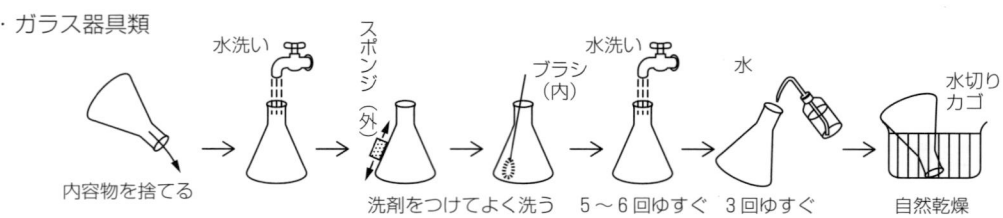

・ピペット類

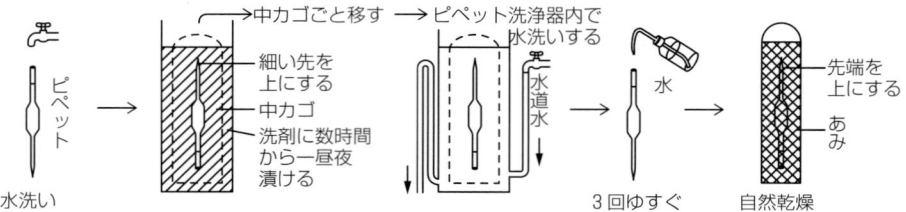

6．定性分析と定量分析

　分析実験は，「試料中に，ある物質が含まれているか否か，また含まれているとすればどれだけ含まれているか」を検出することを目的としている。その中で，ある特定の元素や基，あるいは特定の化合物が含まれているかを調べる操作を定性分析といい，それらの成分の含有量を測定するのが定量分析である。

1）定性分析

　定性分析は，簡単な実験操作である場合が多く，通常，反応は試験管内で行い，その結果は呈色や沈殿生成などによって判定することが多い。一般的に，用いる試薬量などについてあまり細かく気を配る必要はなく，駒込ピペットでの測容で十分な場合が多い。しかしながら，目的の含有成分が微量である場合には，検出が難しいことがあるので注意深く観察する必要がある。

2）定量分析

　定量分析では，目的成分の含有量（濃度）を正確に調べることが目的であるので，分析の原理や実験操作を習得した上で，厳密に正確な実験を行わなければならない。その実験で求める精度（測定値の正確さ）に応じた天秤や測容器具を選ぶことが必要となり，測定値の計算処理は，有効数字を考慮して適切に行うことが求められる。定量分析は，分析の手段によって次のように分類される。

表1－4　定量分析の種類

手法	分析法
重量分析	沈殿法，揮発法，抽出法など
容量分析	滴定法（中和，沈殿，酸化還元，キレートなど），ガス分析法など
物理化学的分析（機器分析）	測光分析（分光光度法，発光分光法など），示差熱分析，放射分析，クロマトグラフ法など
生物学的分析	バイオアッセイなど

3）食品分析

　食品の主成分は，水分，タンパク質，脂質，炭水化物で，微量成分には無機質，ビタミンおよび色素などの嗜好成分や機能性物質がある。日本食品標準成分表では，一般成分として，水分，タンパク質，脂質，および灰分（無機質）を定量して，それらの合計を100 gから差し引いた値を炭水化物量として収載している。また，ナトリウムなど13種類の無機質，レチノールなど21項目のビタミン，脂肪酸，コレステロールおよび食物繊維の数値を記載している。さらに，食品によっては，硝酸イオン，アルコール分，カフェインやタンニンなどの成分分析値を備考欄に適宜収載している。

I　実験の基礎

I 3 基本操作

1. 撹拌（溶解，混合）

　試料を溶解，あるいは均一に混合する操作を撹拌という。撹拌は，化学反応を促進し，温度変化を一様にするためにも必要な操作である。撹拌を行う時は，液量を容器の6割程度までとするが，試験管の場合は1/4以下が適当である。連続的な撹拌にはマグネチックスターラーが便利である。また，多くの試験管を撹拌する場合は，試験管ミキサーを利用するとよい。他に，高速の回転羽根で強く撹拌するホモジナイザーがある。

1）使用する器具
　試験管，三角フラスコ，ビーカー，ガラス棒，ミキサー，マグネチックスターラー，試験管ミキサー，ホモジナイザー，乳鉢，乳棒

2）ミニ実験

> ①【かき混ぜ→溶解】100 mL 容ビーカーに予め水を約60 mL 入れておき，そこへショ糖40 g を加え，ガラス棒でよく撹拌して溶解させる。さらに，青色色素（メチレンブルーなど）を少量加えて撹拌して，青色試料液を作成する。
> ②【振り混ぜ】青色試料液を予め試験管に5 mL と100 mL 容三角フラスコに20 mL 入れておき，その上へそれぞれ同量の水を加えて均一な（青色のムラがない）溶液になるように回転させて混合する。
> ③【かき混ぜ】100 mL 容ビーカーに予め青色試料液を20 mL 入れておき，その上へ同量の水を加え，ガラス棒で撹拌して均一な溶液にする。

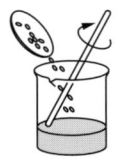
かき混ぜ，溶解

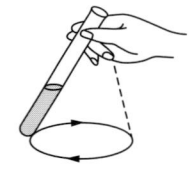
振り混ぜ（試験管）

円錐を描くようにして振り混ぜる

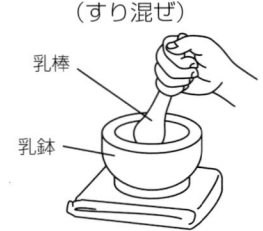
固体と固体の混合（すり混ぜ）
乳棒
乳鉢

2. 分離（ろ過，遠心分離）

　固体と液体とを分離する操作をろ過という。自然ろ過は，沈殿のろ別や試料液中の固体の除去に用いる。吸引ろ過は，試料液が大量の場合や，ろ過しにくい液の場合に用いる。

　ろ紙などを通過した液体をろ液，残った固体を残留物あるいは沈殿物という。ろ紙は，ろ過の目的にあったものを選び[*1]，沈殿物が必要な場合は4つ折りに，ろ液が必要な場合はひだ折

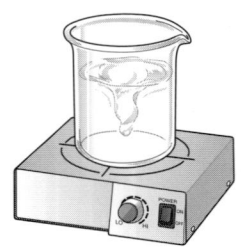
マグネチックスターラー

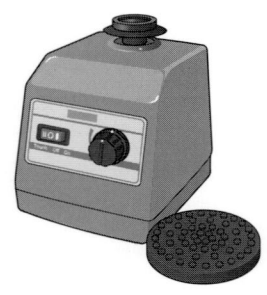
試験管ミキサー

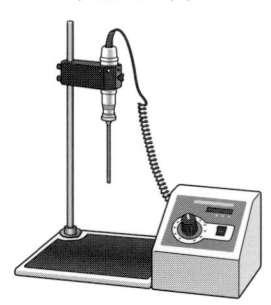
ホモジナイザー

3．基本操作

り*2 にするのが一般的である。試料液が微量の場合や沈殿物が微細な場合には遠心分離機を利用する。

1）使用する器具

　ろ紙（No 2，No 3 など*1），ロート，ロート台，受器（ビーカーなど），ブフナーロート，ゴム栓，ガラスフィルター，吸引びん，アスピレーター（水流ポンプ），ガラス棒，スピッチグラス，遠心分離機

2）ミニ実験

> ① 4つ折りろ紙とひだ折りろ紙（32 ひだ*2）を折る。
> ②【自然ろ過】4つ折りろ紙とひだ折りろ紙をそれぞれロートに密着させてロート台にのせ，その下に受器を置く。試料液 A*3 10 mL を試験管に入れ，同時にそれぞれのろ紙上にガラス棒を通して注ぎ，ろ過のスピードを比較する。
> ③【吸引ろ過】ブフナーロートの底にろ紙を敷いて少量の水でぬらし，アスピレーターでゆるく吸引しておく。試料液 B*3 約 30 mL をロート上に注ぎ，アスピレーターの水量を徐々に増していく。ろ過を終えるときは，まずアスピレーターのチューブと吸引びんの連絡を断つ（先に水流を止めると，水道水が吸引びんの中へ逆流することがあるので注意する）。
> ④【遠心分離】試料液 C*3 約 5 mL を 10 mL 容スピッチグラスに入れ，別のスピッチグラスには水を，この 2 本のスピッチグラスの質量が等しくなるまで加える（比量計で両者のバランスを取る）。量を調整した 2 本のスピッチグラスは，遠心分離機のローター（のホルダー）内に，回転軸に対して向かい合うようにセットする。遠心分離機の電源を入れ回転速度が徐々に上がるようにノブを回していき，必要な回転数までもっていく。所要時間回転させたら電源を切って自然に停止するまで待ち，スピッチグラスを静かに取り出す。上澄みと沈殿に分かれている様子を観察する（乱暴に扱うと底の沈殿が舞い上がるので気を付ける）。

自然ろ過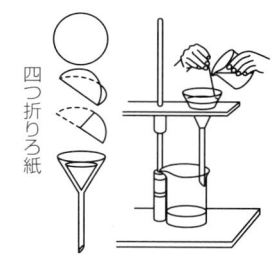

吸引ろ過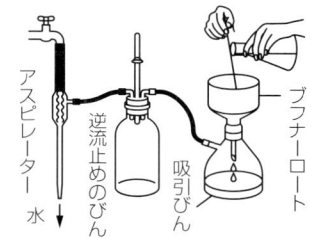

遠心分離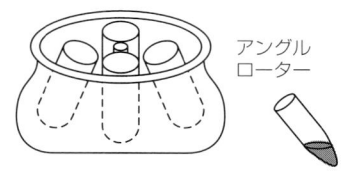

アングルローター

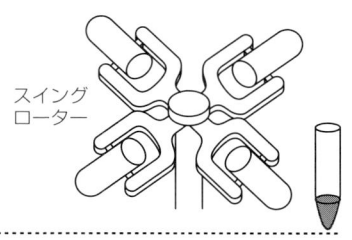

スイングローター

---

*1 ＜p. 135 付表 2＞を参照。

*2 基礎知識　ひだ折りろ紙の折り方

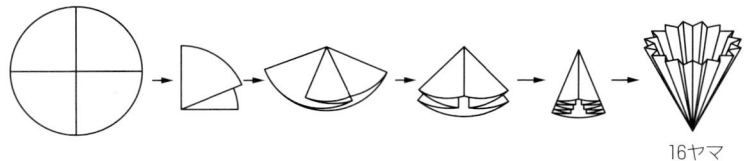

16ヤマ

*3 試料液 A，B，C：生デンプンの懸濁液を用いればよいが，デンプン粒の種類（粒の大きさ）は分離の方法により使い分けるとよい。

I　実験の基礎

3．加　　熱

　試料を温めたり，反応を速めたり，あるいは蒸留や蒸発など，加熱は実験で重要な操作の1つであるが，やけどや火災・爆発の原因にもなる危険な操作でもある。注意して正しく操作しなければならない*。

　1）ガスバーナーの使い方

① 予め，ガス調節ネジ（A）と空気調節ネジ（B）の開閉を確認した上で，両ネジとも閉じておく。
② ガスの元栓を開き，A を開きながら点火する。
③ ガス量を調節して炎の大きさを調整する。
④ B を少しずつ開いて空気を入れ，炎の赤い部分をなくす（強火では，還元炎がはっきり見えるまで空気を入れる。弱火に戻すときは，まず還元炎が見えない程度まで B を閉じる）。
⑤ 消火するときは，B→A→元栓の順に閉じる。

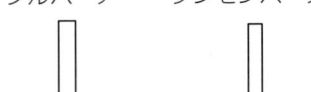
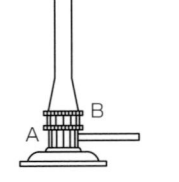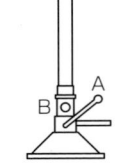

炎図

　2）加熱法の種類

(1) 直　熱　　試験管は，試験管バサミで持ち，やや斜めにして，液体部分を外炎にかざし，軽く振り混ぜながら加熱する。試験管の口を人に向けてはならない。食品試料を灰化する際にはるつぼを用いる。マッフルの中に入れて加熱するとさらに高温にすることができる。

(2) 金網法　　ビーカー類などは，金網の上で加熱する。

(3) 湯浴法　　湯煎器あるいは恒温槽のなかに容器を浸して加熱する。

(4) 蒸気浴法　　沸騰した湯煎器の上に右図のように蒸発皿などを置いて，水蒸気で加熱する。

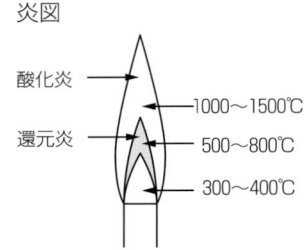

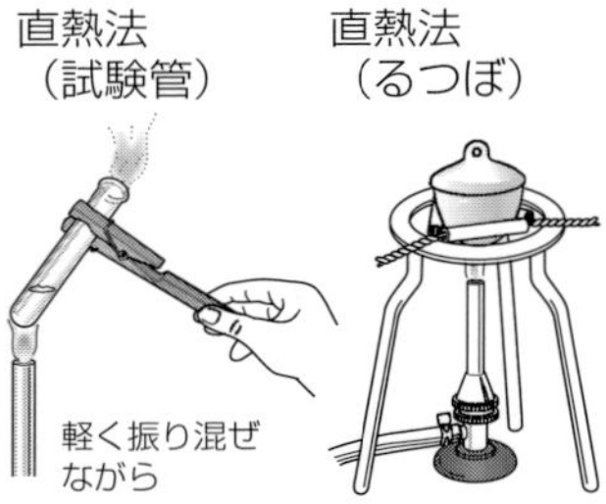

直熱法（試験管）　　直熱法（るつぼ）

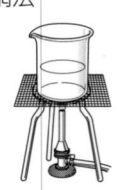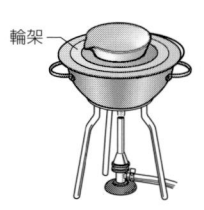

金網法　　蒸気浴

---

* **ポイント**　加熱時の注意

・加熱では，容器を密閉してはならない。
・液量は容器の約6割までとし，部分的な過熱が生じないよう撹拌するなどして均一に加熱する。
・沸点近くまで加熱するときは，必ず沸騰石を入れて突沸を防ぐ。
・直熱法や金網法では，容器の外側を十分に乾燥させておかないと破損の危険がある。
・引火性の液体を加熱するときは，必ず還流冷却器を付け，直火は避け恒温槽などを用いる。

4. 冷　　却

試料の温度を下げたり，反応熱を除くために行う操作である。0℃までなら水道水と氷で十分であるが，さらに温度を下げる場合は，2つ以上の物質を混合して得られる冷却剤（寒剤）を使用する。主な冷却剤を表1-5に示す。

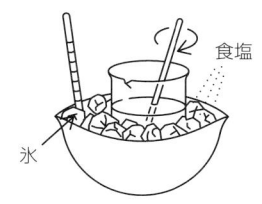
氷-食塩での冷却

表1-5　主な冷却剤

冷却剤	冷却可能な最低温度（℃）
氷	0
氷-食塩	約-20
ドライアイス-メタノール	約-70
ドライアイス-アセトン	約-85
液体窒素	-196

また，物質の抽出や蒸留の際の蒸気の冷却には，右図のような冷却器が用いられる。

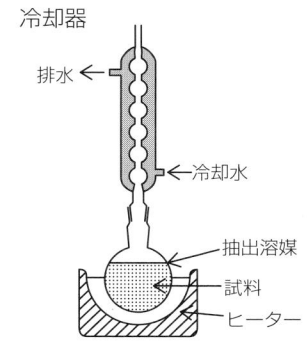
冷却器

5. 測　　容

液体の体積を測るための測容器具にはメスシリンダー，メスフラスコ，ホールピペットなどがある。いずれも目盛や標線が刻まれており，20℃で正しい値を示すようになっているので，測容する液体が常温になっていることが必要である。測容器具には，受用と出用がある*。また，一定の許容誤差がJIS規格で決められており，規格に合格したものには検定マークが付けられている。測容器具は，精度の高いものもあるが，使い方によっては精度が低くなるので，正しい操作法を習得する必要がある。

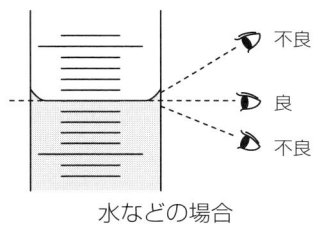
水などの場合

1）測容器具の扱い方

目盛や標線の合わせ方は，実験誤差を抑えるために重要である。目の高さを液面と水平位置にして，液面の底部（メニスカス）を目盛や標線に正しく合わせる。

（1）メスシリンダー，メートルグラス

精度は低いので，厳密な定量実験では使用しない。サイズは5mL～2Lまであるが，常に必要な容量を測りうる最小のものを用いるようにする。メートルグラスは円錐形で，精度はメスシリンダーより低い。

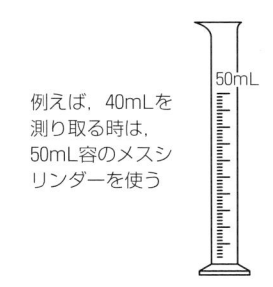
例えば，40mLを測り取る時は，50mL容のメスシリンダーを使う

---

*基礎知識
「受用」（InまたはTC）は，標線まで入れた液体の体積が表示体積に等しく，「出用」（ExまたはTD）は，標線まで入れた液体を出した時の体積が表示体積に等しい。「出用」では，容器から液体を出したときに容器に付着して残る液体量を補正してあり，ピペット類がこれに当たる。

I　実験の基礎

(2) メスフラスコ

一定濃度の溶液の調製や，正確な希釈などに用いられる。細長い首の中程の標線まで入れた液体の体積が表示体積に等しい受用であり，一定量の液体を測り取るものではない。メスフラスコ内で直接固体を溶解させることはできるだけ避け，右図のように別のビーカーで完全に溶解させてから全量を移し，標線まで溶媒を加え（水で定容とする），最後に，共栓をして均一に混合する。

(3) ピペット類

一定の容量を正確に測り取るホールピペットと，任意の容量を測り取れるメスピペットがある。ともに，液体を出したときの体積が表示体積となる出用器具である。液体の採取は，口で吸い上げてもよいが，危険な試料の場合は必ず安全ピペッターを使用しなければならない。　駒込ピペットは，おおよその量を測り取る時に使う。次頁にそれぞれの具体的な扱い方を示した。また，近年，操作が簡単で，素早く液体を採取できることからマイクロピペット（JIS 名称：プッシュボタン式液体用微量体積計）が広く使われている。使用法は取り扱い説明書で確認して正しく扱う。

(4) ビュレット

滴定で用いる測容器具である。具体的な使い方については，＜Ⅱ－4．容量分析 p.28＞に示した。

2）ミニ実験

①　100 mL 容メスシリンダーで正確に測った 100 mL の水をビーカーや三角フラスコ（100 mL～300 mL）に移し入れ，100 mL の目盛に一致するか否かを確かめる。
②　100 mL 容メスシリンダーの中に，10 mL と 5 mL 容ホールピペットで水（10 + 5）mL を，10 mL 容メスピペットで（10 + 7）mL を，5 mL 容メスピペットで（5 + 3）mL を，それぞれ測り入れる（全量は 40 mL になる）。
③　5 mL 容駒込ピペットで（10 + 5 + 3）mL を，それぞれ②のメスシリンダーの液の上に添加する。
④　ホールピペット，メスピペット，駒込ピペットで，それぞれ水を 10 mL 測り取り，電子天秤で重さを量る。

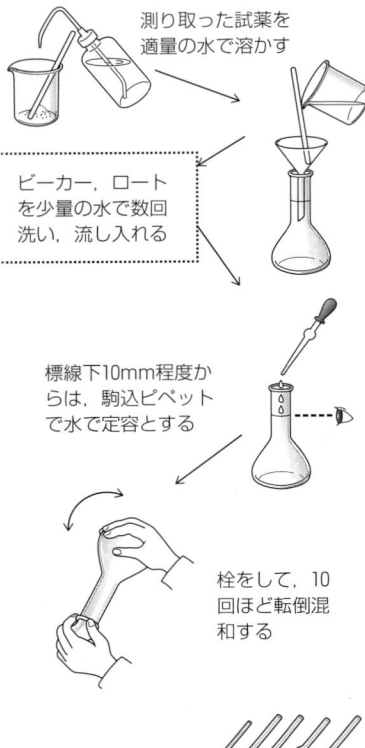

メスフラスコでの試薬調製

測り取った試薬を適量の水で溶かす

ビーカー，ロートを少量の水で数回洗い，流し入れる

標線下10mm程度からは，駒込ピペットで水で定容とする

栓をして，10回ほど転倒混和する

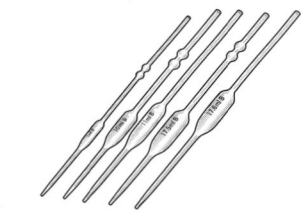

ホールピペット

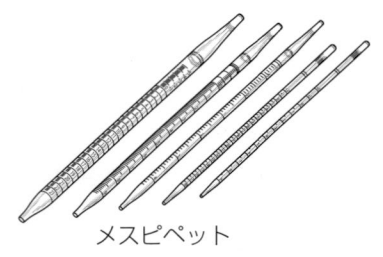

メスピペット

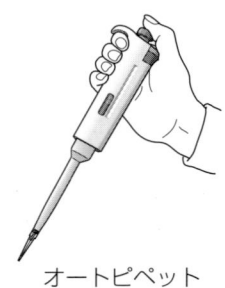

オートピペット

容量固定式と可変式とがあり，先端のチップを取り替えることで多試料に対応できる。

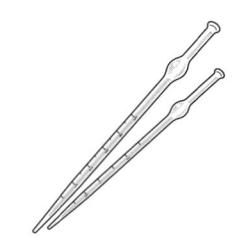

駒込ピペット

3．基本操作

基礎知識 ピペット類の使い方

1）ピペット類に共通した使い方の注意事項
- 使用中のピペット類は，ピペット立てに置き，先端が汚染されないように注意する。
- ピペットの先端は，溶液に深く入れる。特に，液量が少ない場合には，吸い上げている途中に先端が液面から出て空気を吸い込まないように注意する。
- 目盛（標線）を合わせるときは，先端を液面から出す。
- ピペット類を扱う時は，先端を上に傾けない。ゴム球部分などに試料が入ってしまう。

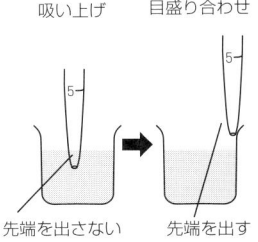

2）駒込ピペット
① 容量に合ったゴム球を付ける。
② ガラスの部分を小指と薬指の2本で持ち，ゴム球を親指と人差し指で押し，空気を抜く。
③ 先端を液体に深く入れる。ゴム球を押さえている手を緩めると液体が上がってくる。測り取りたい量より少し多めに吸い取る。
④ 先端を液面から出して，再びゴム球を押して液を押し出し，測り取りたい目盛に液量を合わせる。
⑤ ゴム球を押さえている指を静かに離して，ピペットを移動して別容器に注ぐ。ゴム球を押さえたまま，移動すると液がたれてしまう。

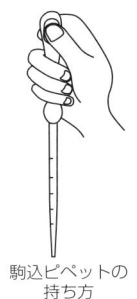

駒込ピペットの持ち方

3）ホールピペット，メスピペットの使い方

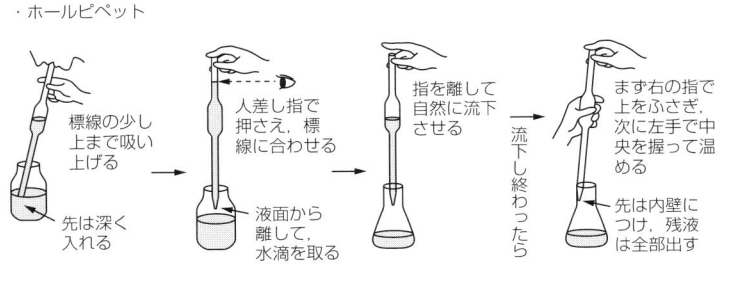

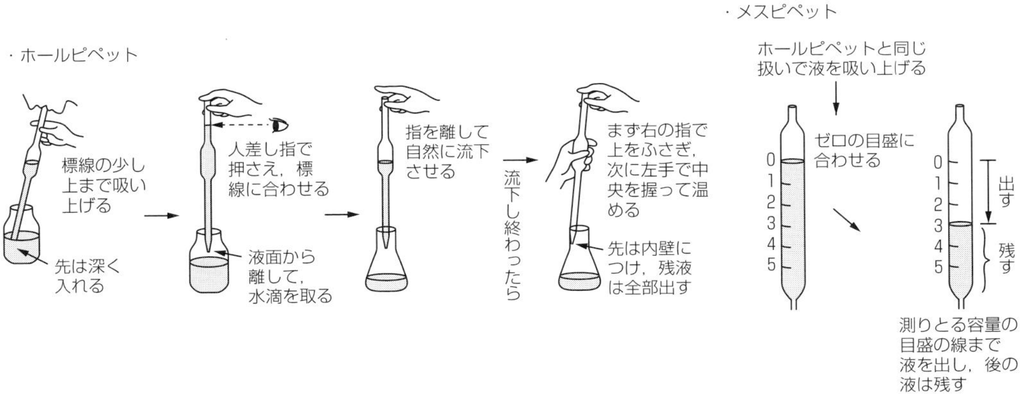

4）安全ピペッターの使い方
危険な試薬では，安全ピペッターを用いる。シリコン製で分解型のものを用いると，洗浄・乾燥が容易である。

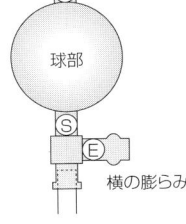

① 安全ピペッターの下部に，ピペットの上部を持って（先端が折れないように）ピペットを差し込む。差し込みすぎると使用できなくなるので注意する。
② A を押しながら球部を凹ませる。
③ ピペットの先端を液に深く差し込み，S を押して標線（目盛）より少し上まで，液を吸い上げる。
④ ピペットの先端を液から出して，E を押して液を排出させ，標線（目盛）を合わせる。
⑤ 別容器に，移動して E を押して液を排出する。
　ホールピペットで完全に液を排出するときには，E 部横の口を指でふさぎ，E を押しながら横の膨らみをへこませて，液体を押し出してもよい。

I　実験の基礎

6．秤　量

　物質の質量を秤ることを秤量という。秤量に用いる天秤には，上皿天秤，直示天秤などの物理（機械式）天秤と電子天秤があるが，最近は，精密天秤としても電子天秤が広く使用されている。天秤には安全で正確に測ることができる最大質量（天秤の最大能力という意味での「秤量」）と最小質量（「感量」）が表示してある。両者の比が大きいほど精密な天秤ということになる。

1）電子天秤

　質量に相当する電磁力を上向きに加えて釣り合わせることで測定する。精密機器であるので，丁寧に取り扱う。測定以外で，上皿に物を置いたり，衝撃を与えることは避ける。また，汚したときはすぐに拭き取り，常に清潔に保たなければならない。

(1) 設置　　水平になるよう水準器で調節する。

(2) ゼロ点調整　　電源を入れて安定するのを待つ（取り扱い説明書で確認）。表示が0になっていなければ，ゼロ点スイッチを押して表示を0にする。

電子天秤

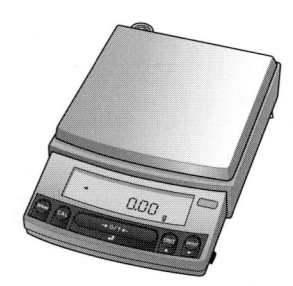

(3) 秤量　　試料を秤り取るための容器（風袋）を上皿にのせる。風袋引きをする場合は，安定マークが表示されてから，風袋引きスイッチあるいはゼロ点スイッチを押して，表示を0にする。試料を風袋に入れて，安定マークが表示されてから質量を読み取る。

2）上皿天秤

　一方の皿に試料を，他方に分銅をのせて釣り合わせて重さを量る天秤で，精度は低い。

上皿天秤

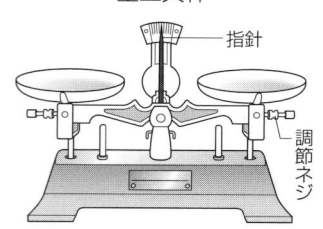

3）ミニ実験

① 電子天秤で風袋引きを利用して，砂糖，塩，水，醤油，酒などの小さじと大さじのすり切り一杯の重さを秤り，測定値の個人差，試料による違いなどを比較する。

ポイント　秤量時の注意点

・測定皿には，天秤の「秤量」より重いものはのせない。測定皿にものを置くときは静かに中央に置く。
・測定時の試料温度は室温が原則である。冷蔵庫から出した試料や，加熱処理した場合は，デシケーター内で常温にしてから測定する。
・測定はできるだけ短時間で行う。吸湿性，揮発性の試料は，ふた付きの秤量びんなどを用いる。
・精度が高い測定のときは，秤り取る容器は，素手で触れず適当に折った薬包紙を使って取り扱う。
・測定時には，天秤の扉を閉める。扉がない場合では，空調などで対流が起きていないかに注意する。

7. 顕微鏡観察

　対象物の詳細が肉眼では観察できない時には光学顕微鏡を用いる。光学顕微鏡は，精密機器であるので，衝撃や急速な操作を避け，丁寧に扱う。観察倍率は，接眼レンズ（通常×10）と対物レンズの倍率の積となり，例えば40倍の対物レンズでは，観察倍率は400倍となる。観察対象の大きさを測りたいときは，ミクロメーターを用いるとよい。

1）顕微鏡の扱い（下線部，図参照）

① レボルバーを回転させて，低倍率（×10）の対物レンズをセットする。光軸がずれるので，レンズを持って動かしてはならない。光源のスイッチを入れる。
② 標本（プレパラート）をステージにのせて，クレンメルで固定する。
③ 横から覗きながら粗動ダイヤルを動かして，標本を対物レンズに近付ける。
④ 接眼レンズを覗きながら（双眼の場合は眼幅を調節する），粗動ダイヤルでステージを下げておおまかにピントを合わせた後，微動ダイヤルでピントを合わせる。このとき，ステージ上の標本をメカニカルステージで動かして，観察したい部分を視野の中央に合わせる。絞り・コンデンサと光源強度を調整する。
⑤ 高倍率（×40）の対物レンズに変えて，微動ダイヤルを動かしてピントを合わせる。粗動ダイヤルは動かさない。低倍率でしっかりピントを合わせてあれば，微調整で容易にピントは合うはずである。さらに高倍率（×100）の対物レンズを用いるときは，イマージョンオイルを用いて油浸レンズとして観察する。倍率を変えるときには，絞り・コンデンサと光源強度をそのつど調節して最適な状態で観察を行う。

2）スケッチ

　視野の中から，記録したい部分をできるだけ大きく，丁寧にありのままを線と点で描く。顕微鏡の視野を表す丸は描かない。表題（何を見たか）と観察倍率（10×40など）を付記しておく。

3）ミニ実験

① 市販の標本（小腸の上皮細胞や味蕾など）で，操作法を習得する。
② 生デンプン（ジャガイモ，米，小麦など）やパン酵母などの薄い懸濁液を，清潔なスライドグラスの中央に数滴のせ，カバーガラスを空気が入らないように端からゆっくりと下げてかぶせる。はみだした液はろ紙片などで吸い取る。観察倍率400倍でスケッチする。
② 植物細胞中のデンプン粒子の観察比較
　試料：未熟バナナと完熟バナナ，ヤマイモ（皮に近い部分を採取する）など
　スライドグラスに，純水を一滴のせ，小型薬さじ（ミクロスパーテル）で採取したごく少量のサンプルを拡散させて，ヨウ素液を一滴落として，カバーガラスをつけて観察する（ヤマイモでは，シュウ酸カルシウムの結晶も観察できる）。

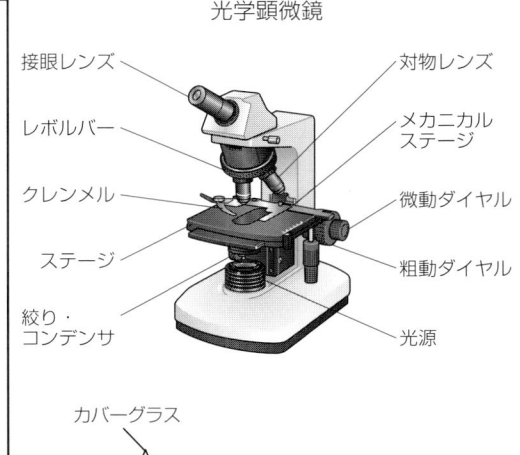

Ⅱ 基本的な実験

Ⅱ 1 溶液の調製

　溶液を調製する際は，実験目的に適した精度を得るために，適切な電子天秤と測容器具を選び，正しい操作を行わなければならない。ここでは，メスシリンダーを用いる場合と，メスフラスコを用いる場合の溶液調製を行う。

実験 1 所定のW%溶液の調製

試　　料　ブドウジュース（濃縮還元タイプ），ショ糖，ブドウ糖，果糖
器　　具　電子天秤，糖度計，メスシリンダー，ビーカー，駒込ピペット，ガラス棒
操　　作

① ブドウジュースの糖度を測定する。
② ①で測った糖度と同じW%の糖液50 gを，ショ糖，ブドウ糖，果糖でそれぞれ作成する。必要量の糖をビーカーに秤量して，水はその密度が1 g/mLとしてメスシリンダーで測り入れ，撹拌して溶かす。
③ ①で測った糖度を全糖量として，果糖とブドウ糖を1：1で含む糖液50 gを作成する*1。
④ ②，③で作成した各糖液の糖度を測定する。さらに，ブドウジュース及び②，③で作成した糖液の甘味を比較する（約10 mLを口に含み，吐き出す）。

①ブドウジュースの糖度測定
↓
②③ブドウの糖度と同じ濃度の各糖液を作成する
↓
④各糖液の糖度を測定して，甘味比較をする

*1　ブドウの糖類の主成分は，果糖とブドウ糖で，概ね1：1で含まれている。

基礎知識　糖度計
　糖度計はBrix計と呼ばれ，試料液の光の屈折率が，試料に含まれるショ糖のW%濃度と比例することを利用して糖度を測定する。ブドウ糖や果糖の屈折率は，ショ糖の屈折率と近いため屈折糖度計で糖度が測定できる。糖以外の成分が比較的多く溶けている場合の測定値は，可溶性固形分の%（Brix値）となる。

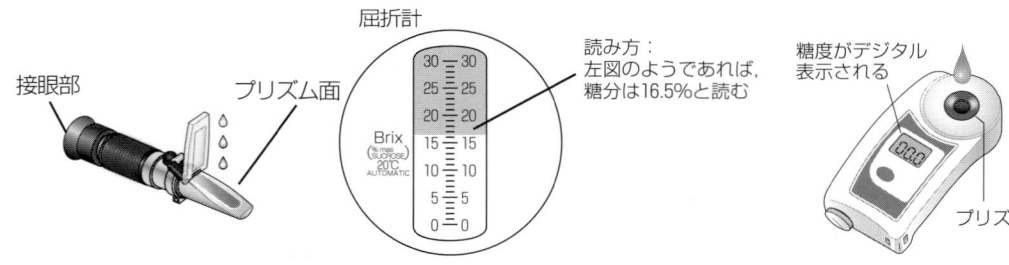

読み方：左図のようであれば，糖分は16.5%と読む

① プリズム面に水1～2滴を落として静かにふたを閉じ，明るい方向を向いて接眼部からのぞく。青と白の境界線が0であることを確認する。（調節ネジで補正）
② プリズム面の水分を拭き取り，試料を1～2滴落として静かにふたを閉じ，接眼部からのぞいて，青と白の境界線の目盛りを読む。

実験 2 所定の w/v%溶液の調製

試薬 試料A（ショ糖），試料B（食塩）
器具 電子天秤，薬さじ，ビーカー，ロート，ガラス棒，メスフラスコ，ホールピペット，駒込ピペット，紙コップ

操作

① Aの2.0 w/v%溶液とBの1.0 w/v%溶液を，メスフラスコを用いて各々200 mL作成する*¹。

② Aの2.0 w/v%溶液から，メスフラスコとホールピペットを用いて，0.3，0.4，0.5，0.6，0.8 %溶液を作成する。また，Bの1.0 w/v%溶液から，0.1，0.2，0.3，0.4，0.5 %溶液を作成する*²。

③ 作成した各溶液で味覚閾値の簡易試験を行う。水で口をゆすいだ後，Aの一番薄い溶液約10 mLを一気に口に含み，口中をめぐらし5秒間そのままとして，吐き出して以下の基準で味を判定する。水で口をゆすぎ，次に薄い溶液を同様に口に含む。これを繰り返す。次にBについて同じ操作をする。

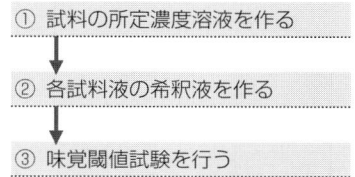

① 試料の所定濃度溶液を作る
↓
② 各試料液の希釈液を作る
↓
③ 味覚閾値試験を行う

表2-1 閾値の判定

判定基準		
水と変わらない	－
かすかに○○味を感じるが自信がない	±
弱い○○味がする（かなり自信がある）…閾値	＋
はっきりと○○味を感じる	＋＋

課題

砂糖や食塩の味覚閾値を文献で調べ，自分の結果と比較してみよう。

---

*1 メスフラスコを使う溶液調製は，p.16を参照。

*2 **ポイント** 溶液の希釈方法

希釈方法には，実験に求められる精度によって，メスフラスコとホールピペットを用いる場合と，メスシリンダーやメスピペットを用いる場合がある。測容で希釈ができるのは，w/v%やモル濃度など体積当たりの濃度で調製された溶液であり，w%液の場合は比重あるいは秤量が必要となる。

2 w/v%原液から0.3 w/v%を100 mL作成する場合，溶質の量が一定であれば，体積と濃度は逆比例するので，原液を0.3量取って全体を2量とすればよい。原液をv mL測り取るとすれば，0.3 : 2.0 = v : 100 の関係となる。

これを解いて，v = 15 mL。原液15 mLをホールピペットで100 mL容メスフラスコに測り取り，水で定容とする。メスシリンダーで作成する場合は，原液15 mLと水を（100 - v）= 85 mLをビーカーで混合する。

II 2 pHの測定

　水溶液の酸性，塩基性の強さは，水素イオンのモル濃度［H⁺］の大小により決まる。但し，［H⁺］は，10^{-n} M のように表される非常に小さな数字であり，そのままでは扱いにくい。そこで［H⁺］の常用対数にマイナスの符号を付けた pH（水素イオン濃度指数）という尺度を用いる。

　　pH＝－log［H⁺］

　水や水溶液中の［H⁺］と水酸化物イオンのモル濃度［OH⁻］の積は，温度が一定ならば常に一定の値を示し，例えば，25℃では 1.0×10^{-14} M² となる。この値を，水のイオン積（Kw＝［H⁺］×［OH⁻］M²）という。この関係に基づけば，純水では，［H⁺］と［OH⁻］は等しい（中性）ので，［H⁺］は 10^{-7} M で pH は 7 となる。また，10^{-2} M の塩酸では，塩化水素が完全に解離しているとすれば，［H⁺］は 10^{-2} M で pH は 2 となる。一方，10^{-2} M の水酸化ナトリウム水溶液では，［OH⁻］が 10^{-2} M であるので［H⁺］は 10^{-12} M となり，pH は 12 となる。酸性では pH＜7 で，酸性が強いほど pH は小さく，塩基性では pH＞7 で，塩基性が強いほど pH は大きくなる。これらの関係をまとめると下表のようになる。

液性	強　　　　酸性　　　　弱	中性	弱　　　　塩基性　　　　強
［H⁺］(M)	1　10^{-1}　10^{-2}　10^{-3}　10^{-4}　10^{-5}　10^{-6}	10^{-7}	10^{-8}　10^{-9}　10^{-10}　10^{-11}　10^{-12}　10^{-13}　10^{-14}
［OH⁻］(M)	10^{-14}　10^{-13}　10^{-12}　10^{-11}　10^{-10}　10^{-9}　10^{-8}	10^{-7}	10^{-6}　10^{-5}　10^{-4}　10^{-3}　10^{-2}　10^{-1}　1
pH	0　1　2　3　4　5　6	7	8　9　10　11　12　13　14

1）pHの測定方法

(1) pH 試験紙*¹

　pH 指示薬*² を染みこませて乾燥したもので，pH により指示薬の色が微妙に変化することを利用している。1 つの指示薬は pH にして 2 程度の範囲内で変色するので，数種類の試験紙がセットされている。1 cm 程の小片にした試験紙を乾いたピンセットではさみ，試料（液）を少量付けて，直ちに標準色調表と色を比較する。精度は低いが，手軽に使えて，試料が少ない場合などに便利である。なお，数種の指示薬を染みこませた万能 pH 試験紙は，精度は 1 刻みとかなり低いが，pH 1 ～ 11 など（試験紙による）広い範囲の測定ができる。pH 試験紙では，色の濃い液や，緩衝能が弱い試料（蒸留水など）の正しい判定はできない。

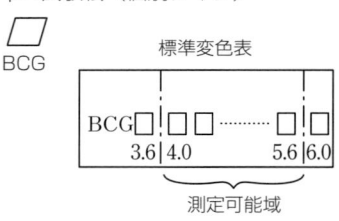

(2) pH メーター

　pH メーターの原理はガラス電極法であり，pH の差に敏感に応答するガラス電極と比較電極との間の電位差に基づいて pH を測定する。操作法の概略を次に述べるが，詳細は取り扱い説明書に従う。

① ガラス電極は蒸留水に浸してなじませておく。
② 電源を入れ，安定するまで 10 分ほど待つ。
③ 電極の先端を蒸留水で洗浄し，水分はキムワイプなどで拭き取る。

---

*1　＜p.25 基礎知識＞を参照。　*2　＜p.31 基礎知識＞を参照。

2．pHの測定

④ pH7の標準液に電極を浸し，測定温度に応じたpH値を示すように調節する（25℃では6.86）。
⑤ 次にpH4あるいはpH9の標準液を用いて同様にpH値を校正する。

簡易pHメーターは0.1までの表示であり，精度は落ちるが，操作は簡単であり，目的によっては便利である。

実験 1 食品のpH

pHと味覚の関係では，ヒトは弱酸性，つまりpH4～6ぐらいのものを"おいしい"と感じることが知られている。pH3以下では酸味を強く感じ，pHが8以上になるとまずく感じる。食品のpHを測定して，食品の味覚との関係などを考察する。

試　料　水道水，食酢，醬油，レモン，日本酒，ワイン，牛乳，ヨーグルト，トマト，キュウリ，ダイコン，中華麺*1，コンニャク*1，卵白，卵黄，スポーツドリンク，など
器　具　ガーゼ，ビーカー，おろし金，色味皿，ピンセット，pH試験紙，pHメーター
操　作
① 試料の準備
・中華麺，コンニャク：100 mL容ビーカーに水約30 mLと，約20 cmの中華麺を3本，あるいはコンニャク小片1個をいれて数分ゆがき，放冷する。
・ダイコンとキュウリはおろしたものを，レモンやトマトは適当な大きさに切ったものをガーゼで絞っておく。
・卵は，卵黄と卵白に分け，各々水で2倍に希釈する。
・各試料を適当な大きさのビーカー（pHメーター用）や色味皿（pH試験紙用）に取っておく。
② 各試料のおおよそのpH値を万能pH試験紙で調べた後，その値が測定可能な個別タイプのpH試験紙を選びpHを調べる。
③ 液体試料は，pHメーターで測定する。

①試料を準備する
↓
②pH試験紙で測る
↓
③pHメーターで測る

課　題
(1) 試料をpH値の順に並べ，味覚（おいしさ）との関連を考察してみよう。
(2) 試料のpHが実験結果のようになったのは，それぞれにどのような成分が含まれているためか調べてみよう。加工食品（中華麺など）の場合は，その製法を調べて説明してみよう。

実験 2 緩衝液のpH変化

緩衝液とは，その液に少量の酸や塩基を加えてもpHをほぼ一定に保つ性質（緩衝能）を持つ溶液である。酵素反応など，反応がpHの影響を受ける場合に必要となる。一般に酢酸と酢酸塩，水酸化ナトリウムとクエン酸塩など，弱酸（または弱塩基）とその塩，あるいは強酸（または強塩基）と弱酸の塩という組み合わせがよく用いられる。主な緩衝液は付表4（p.137, 138）に示す。

試　料　水道水
試　薬　0.1 Mリン酸一水素ナトリウム（Na_2HPO_4），0.1 Mリン酸二水素カリウム（KH_2PO_4），0.1 M HCl，0.1 M NaOH
器　具　メスシリンダー，ホールピペット，ビーカー，pHメーター，安全ピペッター

---
*1 中華麺やコンニャクを試料とする場合は，各々，1 W%炭酸ナトリウム液，水酸化カルシウム飽和水溶液を一緒に測っておき，製法に関連付けて考察するとよい。

Ⅱ 基本的な実験

操作

① 0.1 M Na₂HPO₄ と 0.1 M KH₂PO₄ を一定の割合に混ぜて，水道水の pH と同じになるように，リン酸緩衝液 A を 100 mL 作る。

《注》付表 4 （p. 137, 138）を参照する。

② 0.1 M Na₂HPO₄ と 0.1 M KH₂PO₄ を 50 mL ずつ混ぜて，リン酸緩衝液 B を作る。

③ ①，②で作成した A，B 溶液および水道水を 10 mL ずつそれぞれ 3 個，合計 9 個のビーカーに取る。

④ 各ビーカーに次に示す溶液を 1 mL ずつ加えて混合する。
　㋐ 水，㋑ 0.1 M HCl，㋒ 0.1 M NaOH

⑤ それぞれの試料液の pH を測定する。

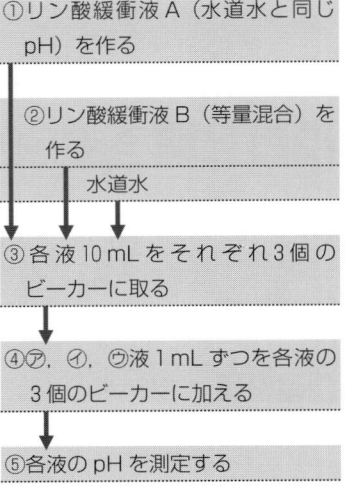

結果表の書き方例

各液 1.0 mL 添加時の pH

	最初の pH	水	0.1 M HCl	0.1 M NaOH
リン酸緩衝液 A				
リン酸緩衝液 B				
水道水				

課題

(1) 緩衝液 A と水道水の結果を用いて緩衝液の性質を説明してみよう。
(2) 緩衝液 A と B の結果から，成分の割合と緩衝能の強さについて考察してみよう。

基礎知識　緩衝作用（例：酢酸と酢酸ナトリウム系）

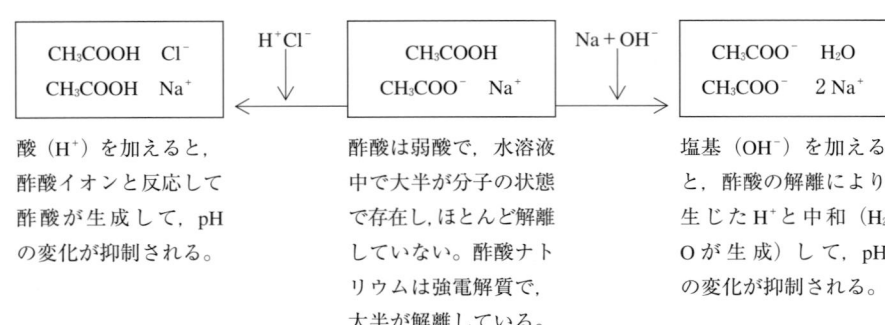

実験 3　食品色素のpHによる色の変化

試　料　紫キャベツ，ナスなど
試　薬　エチルアルコール，0.1 M HCl，0.1 M NaOH，0.01 M 酢酸，0.01 M アンモニア水（NH_3aq），リン酸緩衝液（pH 6.8）
器　具　恒温槽，ロート，ロート台，ガラス棒，ろ紙（No. 2），三角フラスコ，ビーカー，メスピペット，安全ピペッター，保護めがね

① 試料から色素を抽出する
↓
② 各水溶液を調製して，それぞれ，ビーカーに入れる
↓
③ 各溶液のpHを測定する
↓
④ 各溶液に①の色素液を入れて，色調を観察する

操　作

① 色素の抽出
　試料約10 gを小片にして100 mL容三角フラスコに入れ，エタノール30 mLを加えて50℃程度の湯の中で時々ゆすりながら色素を抽出する。十分に色が溶け出たら，ろ過する。

② 各溶液の調製
- 0.01 Mと0.001 M HClの作成：0.1 M HCl 2 mLと水18 mLをメスピペットでビーカーに測り取り混合して，0.01 M HClを作成する。作成した0.01 M HClを同様に希釈して，0.001 M HClを作成する。
- 0.01 Mと0.001 M NaOHを①と同様に0.1 M NaOHから作成する。
- 塩酸（0.1 M，0.01 M，0.001 M），0.01 M 酢酸，リン酸緩衝液，0.01 M NH_3水，NaOH溶液（0.001 M，0.01 M，0.1 M）それぞれ約20 mLをビーカーに入れておく。

③ 各溶液のpHを測定する。

④ 各溶液に，①で抽出した色素液を約2 mLずつ加えて混合し，すぐに色調を記録する。色調の経時変化も記録しておく。

課　題

(1) 塩酸とNaOH溶液のpH結果から，強酸や強塩基の場合の濃度とpHの関係について説明してみよう。また，同じモル濃度でも塩酸と酢酸溶液，あるいはNaOH溶液とNH_3水とでpHが違う理由を説明してみよう。

(2) アントシアニン色素はどのような食品に含まれるか，また，アントシアニンを含む食品の色が，調理や加工で変わる例を調べてみよう。

基礎知識

表2−2　pH試験紙の変色域

品名（色素名）	略号	測定可能なpH範囲	
クレゾールレッド	CR	赤 0.4〜2.0 橙	黄 7.2〜8.8 赤紫
チモールブルー	TB	赤紫 1.4〜3.0 橙	黄 8.0〜9.6 青
ブロモフェノールブルー	BPB	黄 2.8〜4.4 青	
ブロモクレゾールグリーン	BCG	黄緑 4.0〜5.6 青	
メチルレッド	MR	赤 5.4〜7.0 黄	
ブロモチモールブルー	BTB	黄 6.2〜7.8 青	
アリザリンイエロー	AZY	橙 10.0〜12.0 赤	
アルカリブルー	ALB	青 11.0〜13.6 茶	
ユニバーサル	UNIV	1〜12	

Ⅱ 3 比重の測定

密度とはある物質の単位体積当たりの質量をいう。比重とは相対密度ともいい，ある物質の密度と標準物質との密度の比をいう。標準物質は特に断らない限り，4℃の水が用いられる。従って，密度にはg/mLという単位があるが，比重には単位はなく無名数である（通常dの記号で表す）。温度によって変化するので，測定温度を明記する必要がある。下記の式からもわかるように，ある物質の密度とその比重の数値は同じになる。

ある物質の密度 = A g/mL　　　標準物質（4℃の水）の密度 = 0.99997 g/mL

$$ある物質の比重（d）= \frac{ある物質の密度}{標準物質の密度} = \frac{A \text{ g/mL}}{1 \text{ g/mL}} = A$$

液体の比重の測定には，①比重計（浮き秤り），②比重びん，③比重秤りなどが用いられるが，中でも比重計による測定が容易である。

1）比重計による測定

直径 5～6 cm のガラス筒に試料液を入れ，比重計を挿入して浮遊させる。比重計を円筒の壁に触れないように静止させ，液面と接する部分の上端の目盛を読むと，その数値が直ちに試料液の比重を示す（標準の測定温度は15℃）。

2）比重びん（ゲーリュサック型，10 mL）による測定

まず空の比重びんの質量を秤る（W_0 g）。次に蒸留水を比重びんに満たして栓をし，毛細管標線に液面を合わせた後，余分な液はよく拭き取って，再び比重びんの質量を秤る（W_w g）。蒸留水を捨てて試料液で十分に共洗いの後，試料液を満たし，同様の操作で比重びんの質量を秤る（W_s g）。試料液の比重は以下に示す式により求められる。

試料液の比重 = $(W_s - W_0) / (W_w - W_0)$

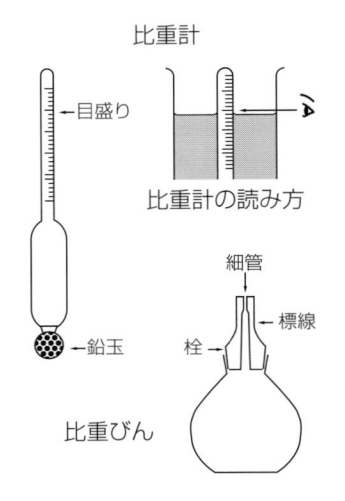

実験 1　食塩水の濃度とその比重との関係

試　薬　食塩
器　具　比重計，ビーカー，ガラス棒，メスシリンダー，大型試験管，上皿天秤
操　作

① 食塩水の濃度が 0，5，10，15，20 W％（質量％濃度[*1]）の溶液をそれぞれ200 gずつ作る。食塩は上皿天秤で秤ってビーカーに移し，水はその密度が1 g/mLとしてメスシリンダーで測り入れ，よく混合する。

基礎知識　物質の質量と体積の関係

密度の定義から　密度 = 質量／体積　なので，

質量（g）= 体積（mL）× 密度（g/mL）

の関係式が成り立ち，密度（比重）を介して質量と体積の変換ができる。例えば，濃硫酸（比重：1.84）10 mLの質量は 10 × 1.84 = 18.4 で 18.4 gであるし，その10 gは 10 ÷ 1.84 = 5.43 で 5.43 mLの体積であることがわかる。

② 各濃度の食塩水を順次，大型試験管に移し，比重計を浮遊させて目盛を読む。
　《注》比重計は水洗いをし水分を拭き取ってから使う。
③ 得られた測定値はグラフ用紙に図示する。

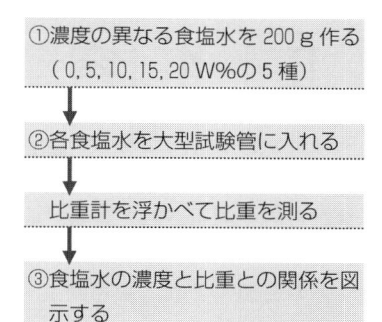

① 濃度の異なる食塩水を200g作る
　（0, 5, 10, 15, 20 W%の5種）
↓
② 各食塩水を大型試験管に入れる
↓
比重計を浮かべて比重を測る
↓
③ 食塩水の濃度と比重との関係を図示する

実験 2　エタノール溶液の濃度とその比重との関係

試薬　エタノール
器具　比重びん，比重計，メスシリンダー，ビーカー，電子上皿天秤
操作
① エタノール濃度が30，60，100 V%（容量%濃度[*1]）の溶液をそれぞれ100 mLずつ作る。しかるべき量のエタノールと蒸留水とを，それぞれメスシリンダーでビーカーに測り入れ，よく混合する。
② 各濃度のエタノール溶液は，順次比重計でその比重を測る。
③ さらに各試料液は，比重びんによってもその比重を測る。
　《注》同じ比重びんを繰り返し使う場合は共洗い[*2]する。
④ ②で得られた測定値はグラフ用紙に図示[*3]する。

① 濃度の異なるエタノール溶液を100 mL作る
　（30, 60, 100 V%の3種）
↓
②③ 各エタノール溶液の比重を比重計と比重びんの両方で測る
↓
④ エタノールの濃度と比重との関係を図示する

課題

(1) 実験1および2で作成した図より，食塩水の濃度と比重ならびにエタノールの濃度と比重の関係をそれぞれ結論付けてみよう。
(2) 実験2の②と③で，比重計と比重びんでの測定値を比較しよう。また両測定法の長所・短所を考えてみよう。

ポイント

*1　パーセント濃度での溶液の作り方
　質量%濃度：溶液100g中に含まれる溶質の量をg数で表した濃度
　　〈例〉5 W%…5gの溶質 + 95gの溶媒 = 100gの溶液
　容量%濃度：溶液100 mL中に含まれる溶質の量をmL数で表した濃度
　　〈例〉30 V%…30 mLの溶質 + 70 mLの溶媒 = 100 mLの溶液
*2　共洗い
　使用済みの容器を次に使う試料液で洗うことで，水洗い後に乾燥させて使う余裕がない場合に行う。
主な酸・塩基溶液の比重と濃度：付表3（p.136）を参照。

*3　実験1, 2の結果の図示（軸の取り方）

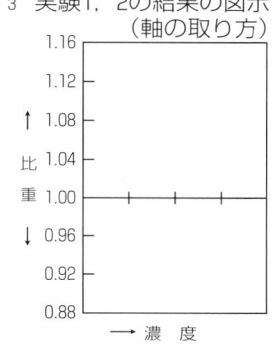

比重軸：0.88, 0.92, 0.96, 1.00, 1.04, 1.08, 1.12, 1.16
横軸：濃度

Ⅱ　基本的な実験

Ⅱ 4 容量分析

　容量分析とは，定量しようとする成分を含む試料液と正確な濃度がわかった標準液を反応させ，反応に要した容積から試料液の濃度を求める方法である。簡単な器具と操作で精度よく定量できるため，昔から広く利用されている。容量分析は，滴定分析とも言われる。滴定では，化学反応が終わった点を終点といい，終点で色がはっきりと変化する物質（指示薬）を加えておくことで終点を知る。化学反応の種類により，中和滴定，キレート滴定，沈殿滴定，酸化還元滴定などがある[*1]。本項では，滴定操作と計算処理について中和滴定を例に詳しく説明する。また，キレート滴定の実験例も紹介する。

1. 基本操作

(1) 濃度の基準となる一次標準液の調製：炭酸ナトリウムやシュウ酸など，乾燥により容易に一定質量となり，秤量中に水分や二酸化炭素などの影響を受けることが少ない物質を用いる。標準物質を正確に秤量（精秤）して，メスフラスコを用いて調製する。通常，濃度はファクター（F）[*2] を用いて表す。

(2) 二次標準液の標定：空気中の水分や二酸化炭素を吸収しやすく，精秤では正確な量を秤ることができない物質の溶液は，一次標準液を用いて滴定分析を行い，正確な濃度を求める。この操作を標定という。

(3) 試料液の滴定：試料液と標準液を用いて滴定を行う。得られた滴定値から，計算式を用いて試料中の物質の含量を求める。

ビュレットの扱い方

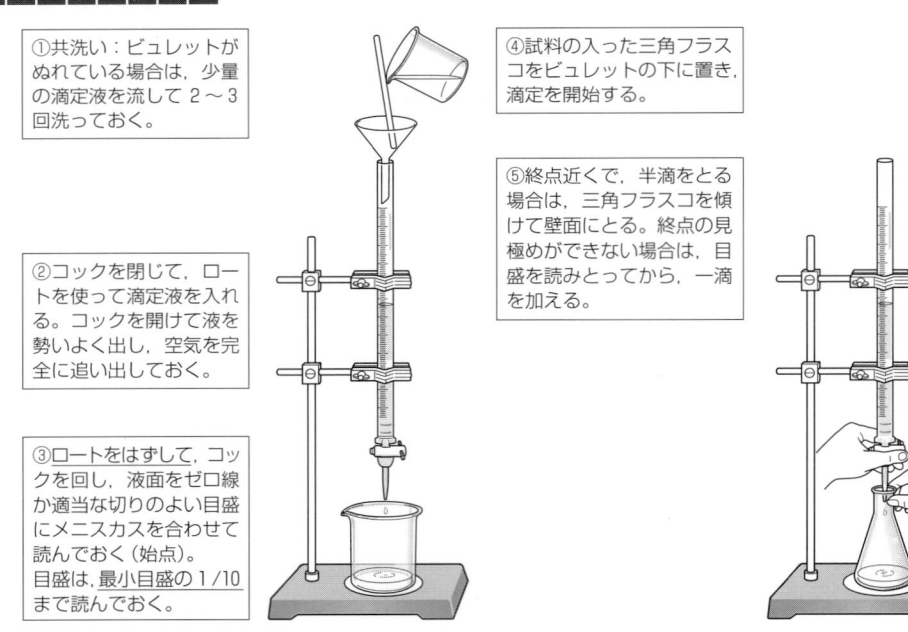

①共洗い：ビュレットがぬれている場合は，少量の滴定液を流して2〜3回洗っておく。

②コックを閉じて，ロートを使って滴定液を入れる。コックを開けて液を勢いよく出し，空気を完全に追い出しておく。

③ロートをはずして，コックを回し，液面をゼロ線か適当な切りのよい目盛にメニスカスを合わせて読んでおく（始点）。目盛は，最小目盛の1/10まで読んでおく。

④試料の入った三角フラスコをビュレットの下に置き，滴定を開始する。

⑤終点近くで，半滴をとる場合は，三角フラスコを傾けて壁面にとる。終点の見極めができない場合は，目盛を読みとってから，一滴を加える。

[*1] 本書では，中和滴定（食品の酸度），キレート滴定（水の総硬度），沈殿滴定（食品の塩分）が記載されている。

[*2] ファクター（F）：力価とも言い，その溶液の正確な濃度と目標とした濃度との比である。標準溶液の正確な濃度をM，目標とした濃度をM'とすればF = M / M'となる。

2．中和滴定

酸と塩基（アルカリ）が反応[*1]して塩と水ができる反応を利用して，酸または塩基の未知の濃度を求める方法である。

実験 1 中和滴定による定量分析

1）0.05 M シュウ酸一次標準液 200 mL の調製とファクターの算出

試薬 シュウ酸二水和物 〔$(COOH)_2 \cdot 2H_2O$〕（モル質量 126.07 g/mol）

器具 電子天秤，薬さじ，メスフラスコ（メスフラスコを使った溶液調製方法は，p.16 を参照），ビーカー，ロート，ガラス棒，駒込ピペット

操作
① シュウ酸二水和物を 100 mL 容ビーカーに約 1.261 g を精秤して記録（wg）する。
② 水を適量入れて完全に溶かし，メスフラスコに移し，定容にしてよく混ぜる。
③ 試薬びんに移しラベルを貼る。

```
0.1 M NaOH
F = 0.958
日付　調製者名
```
ラベル例

一次標準液のファクター（F_0）の算出

$$F_0 = 作成した溶液の濃度 / 目標とした濃度 = 測り取った質量 / 目標とした質量 = \frac{W}{1.261}\text{[*2]}$$

2）0.1 M NaOH 二次標準液 500 mL の調製と標定

試薬 1）で作成した一次標準液，NaOH（モル質量 40.0 g/mol），フェノールフタレイン溶液

器具 電子天秤，薬さじ，ビーカー，メスシリンダー，ガラス棒，試薬びん，ビュレット，ビュレット台，三角フラスコ，駒込ピペット，保護めがね

操作
① NaOH 約 2 g を秤り，500 mL 容ビーカーに入れる。水 500 mL をメスシリンダーで数回に分けて加え撹拌して溶かす。完全に溶けたら試薬びんに移しておく。
② ①で調製した NaOH 溶液をビュレットに入れる。（ビュレットの扱い方 p.28 参照）
③ 0.05 M シュウ酸標準液 10 mL をホールピペットで正確に三角フラスコに入れて，指示薬（フェノールフタレイン）を 3 滴加える。
④ ビュレットの目盛を確認してから（始点），③の三角フラスコをビュレットの下に置き，三角フラスコを振り混ぜながら NaOH 溶液を滴下する。滴下した部分が薄赤色になり，色が消えにく

① NaOH 溶液の作成
↓
② NaOH 溶液をビュレットに入れる
↓
③，④ シュウ酸標準液を NaOH 溶液で滴定する

[*1] **基礎知識**　〔実験 1〕の中和反応

酸		塩基		塩		水
$(COOH)_2$	+	2 NaOH	⟶	$(COONa)_2$	+	$2 H_2O$
HCl	+	NaOH	⟶	NaCl	+	H_2O

[*2] 0.05 M シュウ酸溶液 200 mL に必要な目標とするシュウ酸の質量

$$0.05\,(M) \times 126.07\,(g/mol) \times \frac{200}{1000}\,(L) = 1.261\,(g)$$

II 基本的な実験

くなったら終点が近い。1滴ずつ加え，30秒ほど混ぜても薄赤色が消えなくなった状態の目盛を読んでおく（終点）。

《注》1つの試料に対して，滴定は3回以上行い平均値を取る。滴定値の差は，0.05 mL以内が望ましい。

二次標準液のファクター（F）の算出

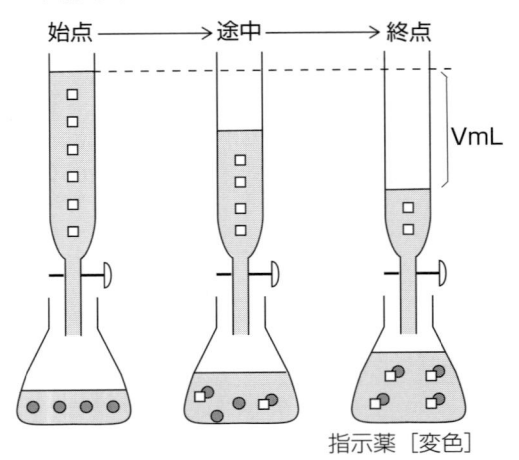

・始点で，三角フラスコのシュウ酸溶液に含まれる H^+（○）の物質量は，

$$2 \times 0.05 \times F_0 \times \frac{10.0}{1000} \quad \cdots (1)$$

・滴定値 V mL の NaOH 溶液中に含まれる OH^-（□）の物質量は，

$$1 \times 0.1 \times F \times \frac{V}{1000} \quad \cdots (2)$$

	NaOH 溶液	シュウ酸溶液
価数*1	1	2
目標としたモル濃度	0.1	0.05
ファクター	F	F_0
容量（mL）	V	10.0

・終点（中和点）では，（1）＝（2）*2 なので，次式が成り立つ。

$$F = \frac{2 \times 0.05 \times F_0 \times 10.0}{1 \times 0.1 \times V}$$

3）中和滴定による濃度未知の塩酸の定量

操作 濃度未知の塩酸 10 mL をホールピペットで三角フラスコに取り，指示薬を加えて調製した NaOH 標準液で滴定する。

計算

$$塩酸のモル濃度 = \frac{1 \times 0.1 \times F \times 滴定値}{1 \times 10.0}$$

---

*1 **基礎知識** 価数（酸，塩基の場合）

酸1分子の中の H^+ になりうる H 原子の数，また，塩基1分子が受け取りうる H^+ の数（OH^- を含む塩基は，その OH^- の数）を価数という。

*2 **基礎知識** 中和の公式…酸の出す H^+ の物質量＝塩基の出す OH^- の物質量

酸の価数×酸のモル濃度×酸の容量 ＝ 塩基の価数×塩基のモル濃度×塩基の容量

	試料溶液	標準溶液
価数	a	b
正確なモル濃度	m	M
目標としたモル濃度		M'
ファクター		F
容量（mL）	v	V

左枠内を上式に代入すると，
（ただし，試料溶液が酸，標準溶液が塩基として）

$$a \times m \times \frac{v}{1000} = b \times M \times \frac{V}{1000}$$

M＝M'×F として

試料溶液の濃度は次式で求められる。

$$m = \frac{b \times M' \times F \times V}{a \times v}$$

4．容量分析

実 験 2 中和滴定曲線

中和滴定中の溶液の pH の変化を示す曲線を，中和滴定曲線という。

試　　薬　0.1 M HCl，0.1 M 酢酸，0.1 M NaOH，フェノールフタレイン溶液
器　　具　ビュレット，ビーカー，ホールピペット，pH メーター，安全ピペッター，保護めがね等

操　　作

① 0.1 M NaOH をビュレットに入れておく。
② 0.1 M HCl を 50 mL 容ビーカーに 15 mL 取り，フェノールフタレイン溶液を 2 滴加える。
③ 0.1 M NaOH を以下のように滴下する。滴下ごとに，混合して pH を測定する。滴下合計量が 12 mL になるまでは 3 mL ずつ，それ以降は，1 mL を 2 回，0.2 mL を 3 回，その後は 0.1 mL を数回入れ，pH が約 11 になったらその後は 1，2，5 mL を 1 回ずつ滴下する（適宜調整する）。
④ 同様の滴定操作を，0.1 M 酢酸を用いて行う。

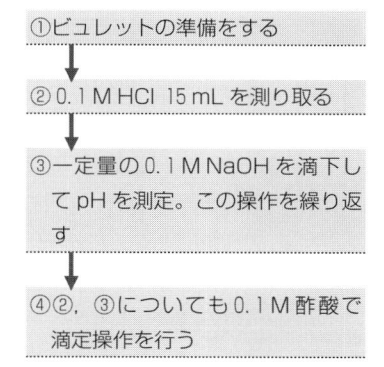

①ビュレットの準備をする
↓
② 0.1 M HCl 15 mL を測り取る
↓
③一定量の 0.1 M NaOH を滴下して pH を測定。この操作を繰り返す
↓
④②，③についても 0.1 M 酢酸で滴定操作を行う

中和滴定曲線の作成

グラフの横軸を NaOH の滴下量（mL），縦軸を pH としてプロットする。変色した点もグラフ上に記載する。

課　　題

(1) 下記表 2 − 3 を参考に，グラフにフェノールフタレインの変色域を書き入れ，HCl と NaOH，酢酸と NaOH の中和滴定では，共にフェノールフタレインがわずかに着色した点を滴定の終点とする理由を説明しよう。また，酢酸と NaOH の中和滴定ではメチルオレンジは指示薬として使えない理由を説明してみよう。
(2) 塩酸と酢酸の中和滴定曲線の違いを説明してみよう。

基礎知識　指示薬（中和指示薬）

中和滴定の終点を知るために用いる色素を指示薬という。指示薬の色が変化するのは，溶液の pH によって色素分子の化学構造が変化するためである。指示薬の色が変化する pH の範囲を変色域という。変色域は指示薬の種類によって異なるので，中和滴定に用いる酸と塩基の強弱によって適当な指示薬を選ぶ必要がある。また，2 種類以上の指示薬を混合して用いることもある。

表 2 − 3　主な pH 指示薬

指示薬名	酸性色	変色域	塩基性色	溶媒
チモールブルー（酸性側）	赤紫色	pH 1.4 〜 3.0	橙色	20 % エチルアルコール
メチルオレンジ	赤色	3.1 〜 4.4	黄橙色	水
メチルレッド	赤色	4.2 〜 6.2	黄色	70 % エチルアルコール
ニュートラルレッド	赤色	6.8 〜 8.0	黄色	70 % エチルアルコール
クレゾールレッド	黄色	7.2 〜 8.8	赤色	20 % エチルアルコール
フェノールフタレイン	無色	8.2 〜 10.0	赤色	70 % エチルアルコール
チモールフタレイン	無色	9.3 〜 10.5	青色	90 % エチルアルコール
アリザリンイエロー	黄色	10.0 〜 12.0	藤色	水

Ⅱ　基本的な実験

3．キレート滴定

　キレート試薬と金属イオンが反応してキレート化合物が生成するのを利用して溶液中の金属イオンを定量する方法をキレート滴定という。キレート試薬としてEDTA（エチレンジアミン四酢酸）がよく用いられる。ここでは，金属指示薬としてEBTを用いて，水の総硬度*（Ca^{2+}，Mg^{2+}）を求める。

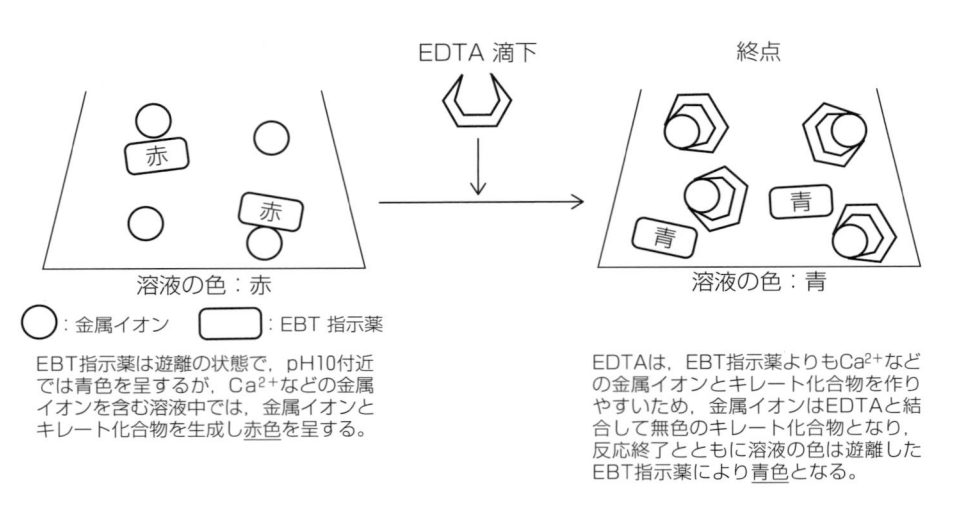

○：金属イオン　　□：EBT指示薬

EBT指示薬は遊離の状態で，pH10付近では青色を呈するが，Ca^{2+}などの金属イオンを含む溶液中では，金属イオンとキレート化合物を生成し赤色を呈する。

EDTAは，EBT指示薬よりもCa^{2+}などの金属イオンとキレート化合物を作りやすいため，金属イオンはEDTAと結合して無色のキレート化合物となり，反応終了とともに溶液の色は遊離したEBT指示薬により青色となる。

実験　　　水の総硬度の測定

試　料　水道水，ミネラルウォーターなど（1検体につき200 mL程度用意する）

試　薬　0.005 M EDTA・2 Na標準液，0.005 M炭酸カルシウム（$CaCO_3$）標準液，アンモニア緩衝液（pH 10），EBT指示薬（滴定の直前に添加）

操　作　1　0.005 M EDTA・2 Na標準液の標定

① 0.005 M $CaCO_3$標準液5 mLに，緩衝液1 mLとEBT指示薬1滴を加えて，0.005 M EDTA・2 Na標準液で滴定する。溶液の色が，赤から紫をへて青くなった時を終点とする。（終点近くでは，ゆっくり滴下する）

$$F = f \times \frac{5.0\ (mL)}{滴定値(mL)}$$

F：EDTA標準液のファクター
f：$CaCO_3$標準液のファクター

---

*総硬度：Ca^{2+}とMg^{2+}の総量を$CaCO_3$のmg/L濃度に換算した値。水道法における水質基準では，総硬度「300 mg/L以下」に，水質管理目標設定項目では，おいしい水の観点から総硬度目標値は「10 mg/L以上100 mg/L以下」と定められている。

操作 2　試料の総硬度の測定

① 各試料の適当量を取り，緩衝液1 mL，EBT指示薬1滴を加えて0.005 M EDTA・2Na標準液で滴定する。
② 滴定値を下式に代入して試料の総硬度を求める。

$$総硬度（mg/L） = \frac{0.5 \times F \times 滴定値（mL）}{試料の採取量（mL）} \times 1000$$

《0.005 M EDTA標準液（F = 1.000の場合）1 mLは，$CaCO_3$ 0.5 mgに相当する。》

課題

0.005 M EDTA標準液（F = 1.000の場合）1 mLに相当する$CaCO_3$の量が0.5 mgであることを計算によって確認してみよう。ただし，Ca^{2+}やMg^{2+}とEDTAはモル比1：1で結合し，$CaCO_3$の分子量は100とする。

II 5 比色分析

ヒトが目で感じることができる可視光線は，400〜800 nm の波長領域に渡っており，太陽光や白熱灯の光は，可視波長領域の全ての光を含んでいるため白色光となっている。一方，各波長の光は色を持ち，例えば植物色素のクロロフィルは，420〜470 nm（青色）と 620〜680 nm（赤色）の光を吸収し，吸収されなかった光の色として緑色を呈している。従って，含まれるクロロフィルの量が多いほど，吸収される光の量が多くなり緑色が濃くなる。このような物質と光の現象を利用して，溶液の最大の吸収を示す単色光を溶液に当て，この単色光の吸光度を測定することで溶液の濃度を調べる方法を比色分析（吸光光度法）という。光の吸光度を測定する装置が，分光光度計あるいは光電比色計である。

原　理

比色分析は，「溶液の吸光度 E は，溶液の濃度 c と液層の厚さ l の積に比例する」というランバート・ベールの法則に基づいている。実際の測定では l は一定となるので E は c に比例する。

強度 I_o の光が溶液に吸収されて I_t に減少する場合，吸光度 E は次式で示される。

$$\frac{I_t}{I_o} = t \quad 100\,t = T\% \text{（透過率）}$$

$$E = -\log t = k\,c\,l \quad \text{（k は吸光係数）}$$

比色分析では，通常，濃度がわかっている標準液の吸光度を測定して作成した検量線（濃度と吸光度の標準曲線）から試料の濃度を求める。検量線は，一定濃度の標準液から作成した5種類程度の希釈液を，試料と同じ条件で吸光度を測定して作成する。グラフの横軸を濃度，縦軸を吸光度としてプロットする。溶液の濃度が低い場合は，グラフは原点を通る直線となるが，濃度が高くなると直線関係から外れてくるので，測定は，直線関係を示す範囲で行う（吸光度が 0.2〜0.8 の範囲で測定すると精度がよい）。

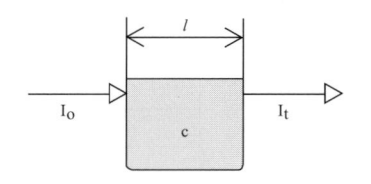

I_o：入射光（単色光）の強さ
I_t：透過光（単色光）の強さ
c：溶液中の色素の濃度
l：溶液の液層の厚さ

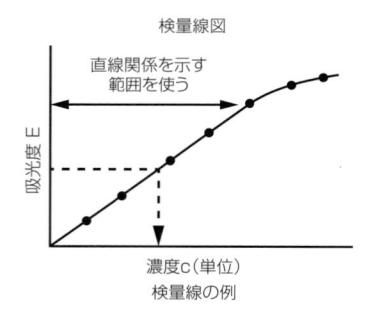

検量線図

機器の操作法

① 電源を入れて測定する波長に合わせて光源ランプを切り替える。測定波長に設定して，光源が安定するまで10分程度待つ。
② 溶媒（対照液）を入れたセルをセットして，透過率の 0〜100 % 調整を行う。表示を吸光度に切り替え，吸光度 0 に合わせる。
③ 試料を入れたセルをセットして測定する。検量線作成の測定は濃度が低い方から順次行う。
《注》詳細は取り扱い説明書に従うこと。

① 電源を入れ波長を合わせる
② 透過率の 0〜100 合わせと，吸光度の 0 合わせを行う
③ 試料の吸光度を測定する

5．比色分析

実　験　着色料の定量

食品衛生法で指定されているタール系の合成着色料の定量を行う。

試　料　シロップ（黄色4号を含む），その他，青色1号などを含むものでもよい
試　薬　タートラジン（黄色4号）
器　具　分光光度計（あるいは光電比色計），キュベット（セル），メスピペット，ホールピペット，メスフラスコ，試験管，駒込ピペット

操作 1　タートラジンの吸収極大波長を求める
① タートラジンの 20 mg/L 水溶液を作成する。
② ①の溶液について，380～470 nm の範囲で，5 nm ずつ波長をずらして，水を対照として吸光度を測定し，グラフの横軸に波長，縦軸に吸光度をプロットして吸収曲線を作成する。極大吸収波長を求める。

①タートラジン溶液を作成する（原液）
↓
②吸光度を測定して，吸収曲線を書き，吸収極大波長を求める

操作 2　検量線の作成
① タートラジンの 20 mg/L 溶液を希釈して，2，5，10，15 mg/L 溶液を各 10 mL 作成する。
② 水を対照として，〔操作1〕で求めた吸収極大波長で各溶液の吸光度を測定する。
③ 縦軸を吸光度，横軸を濃度として検量線を作成する。

①原液を希釈して，各濃度の溶液を作成する
↓
②吸光度を測定する
↓
③検量線を作成する

操作 3　試料の測定
① ホールピペットとメスフラスコを用いて，試料を適当に希釈する（希釈率は，試料によって調整する）。
② 水を対照として，〔操作1〕で求めた吸収極大波長で吸光度を測定する。
③ 検量線から，試料希釈液の濃度を求め，希釈倍率をかけて試料中の濃度とする。

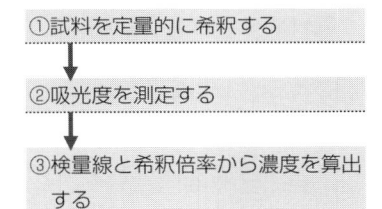

①試料を定量的に希釈する
↓
②吸光度を測定する
↓
③検量線と希釈倍率から濃度を算出する

課　題
(1) タートラジン溶液の呈色と吸収極大波長との関係を説明してみよう。
(2) 日本で使用されている着色料について調べ，合成着色料と天然着色料を比較してみよう。

参考資料　タール系着色料の吸収スペクトル

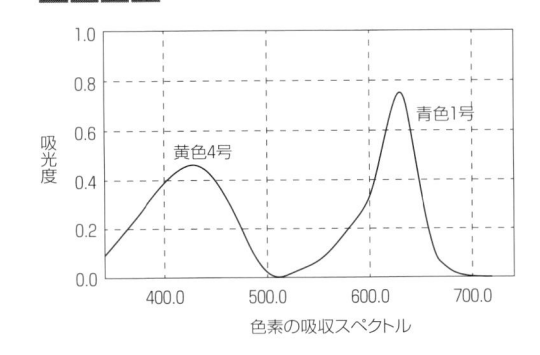

色素の吸収スペクトル（黄色4号，青色1号）

基礎知識　光の波長（色）と補色との関係

溶液によって吸収される光		溶液の呈色 (吸収した光の補色)
波長 nm	色	
400～435	すみれ	黄～緑
435～480	青	黄
480～490	緑～青	だいだい
490～500	青～緑	赤
500～560	緑	紫
560～580	黄～緑	すみれ
580～595	黄	青
595～610	だいだい	緑～青
610～750	赤	青～緑

II 6 クロマトグラフィー

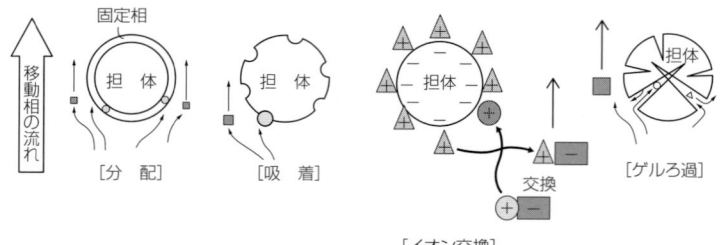

"クロマトグラフィー（Chromatography）"は，ギリシャ語の chroma（色）と graphos（記録）に基づいた言葉で，「色の記録」を意味しており，植物色素を分離するために初めて適用された方法なので，クロマトグラフィーと名付けられた。今日では植物色素の分離だけでなく，固定された物質（固体や液体の固定相）とその間を移動する物質（液体や気体の移動相）との間におかれた試料成分それぞれの親和力の差を利用して分離する手法に対して用いられている。このクロマトグラフィーは，混合物の分離・定量法として極めて精度が高く，栄養学，医学，薬学，農学，理工学などの分析分野で広く利用されている。

クロマトグラフィーの原理と分類

クロマトグラフィーは，分配，吸着，イオン交換，分子篩（ふるい）などの原理*を，単独あるいは組み合わせて，混合物から目的とする成分を分離・定量する。分配とは溶け合わない2つの液体に1つの成分が溶けることをいい，成分によってこの割合（分配率）が異なることを利用して分離する。吸着を利用したクロマトグラフィーは，アルミナやシリカゲルなどの吸着剤（固定相）に試料成分を吸着させて，展開溶媒（移動相）との間での吸着と脱離により分離を行う。イオン交換クロマトグラフィーは，陽イオンまたは陰イオンに対して親和力をもつイオン交換体を固定相にしてイオン性成分を吸着させ，展開溶媒のイオンとの間のイオン交換平衡により分離する方法である。

ゲルろ過（または分子篩）クロマトグラフィーでは，固定相に三次元網目構造を有するゲルを用いて試料成分をろ過すると，分子の大きさにより篩にかけられて，移動速度に差が生じるという原理を利用したものである。

クロマトグラフィーを展開方法により分類すると次のようになる。

① ペーパークロマトグラフィー　② 薄層クロマトグラフィー
③ カラムクロマトグラフィー　④ 高速液体クロマトグラフィー
⑤ ガスクロマトグラフィー

ペーパークロマトグラフィーは，ろ紙を担体として，ろ紙に含まれる約20％の水分を固定相とし，展開溶媒をろ紙に浸み込ませて展開し分離する方法である。薄層クロマトグラフィーは，ろ紙の代わりにガラスまたはプラスチック板に吸着剤を塗布し，薄い層にしたものを固定相とする点が，ペーパークロマトグラフィーと異なる。カラムクロマトグラフィーは，ガラスまたはプラスチックの筒（カラム）に各種の担体（シリカゲル，イオン交換樹脂など）を充填した後，吸着，イオン交換，ゲルろ過などを原理として試料成分を分離する方法であるが，展開溶媒の流速を遅くしなければならない。こ

* **基礎知識** クロマトグラフィーの原理

○：固定相および担体と相互作用を起こす物質
△：固定相および担体と弱い相互作用を起こす物質
■：固定相および担体と相互作用を起こさない物質

6．クロマトグラフィー

のため最近では，圧力に耐える担体をステンレス製カラムに充填し，ポンプで加圧しながら溶媒の流速を速めて分離の時間を短縮した高速液体クロマトグラフィーが，広く普及している。ガスクロマトグラフィーは，移動相に気体を用いることからその名があり，固定相は固体または液体で，試料成分が気体もしくは高温で気化する場合の分離・定量に極めて有効な方法である。

ここでは手軽で比較的短時間で結果が出る方法を用い，実験を行うことにする。

実験 1 ペーパークロマトグラフィーによるアミノ酸の分離・同定

ろ紙は湿気を吸収して約20％程度の水分を含んでおり，展開溶媒には水を飽和した有機溶媒が通常用いられる。試料を付けたところへ展開溶媒が浸透してくると，有機溶媒に溶けやすい成分は展開溶媒とともに遠くへ進み，一方，有機溶媒に溶け難い成分はあまり先へ進まない。このように，それぞれの成分は移動距離が異なるので，個々の成分に分離される。

試　料　アミノ酸溶液（リシン，アラニン，プロリン，メチオニン，ロイシン）の各0.2％溶液，前記5種類のアミノ酸溶液のうち3種類を混合した未知試料

試　薬　1-ブタノール，酢酸，0.2％ニンヒドリン・エタノール溶液

器　具　試験管，ゴム栓，ろ紙（東洋ろ紙No.50，2×40 cm），駒込ピペット，毛細管，噴霧器，二連球，乾燥器

操　作

① ろ紙の準備：ろ紙を縦と横にそれぞれ2等分し，1×20 cm（試験管の長さにより調整）のろ紙を6枚作る。各ろ紙の一方の端から3 cmの位置に鉛筆で軽く線を引き，その中央に×印を付ける。

② 展開溶媒の準備：1-ブタノール：酢酸：水＝12：3：5（v/v/v）の割合に混合して，静置後その上層を3 mLずつ6本の試験管に分注し，直ちにゴム栓をして密閉する。

③ 試料の塗布（スポッティング）：毛細管の先に試料液を付け，ろ紙の×印の上に置き1回浸み込ませる。
　《注》このとき，スポットの大きさは2～3 mmに留める。

④ 展開：試料を塗布したろ紙は乾燥させた後，ゴム栓の割れ目に挟み，展開溶媒に浸けて展開させる。

⑤ 展開溶媒が試料を塗布した位置から8 cm程度上昇したらろ紙を取り出し，展開溶媒の浸透先端に鉛筆で印を付け風乾する。

⑥ スポットの確認：ろ紙全体に発色剤（0.2％ニンヒドリン・エタノール溶液）を噴霧し，110℃の乾燥器で数分間加熱させると，アミノ酸は赤～紫のスポットとして現れる（ただしプロリンは黄色を呈する）。現れたスポットの中心に鉛筆で印を付け，原点とそれぞれのスポットとの距離および原点と展開溶媒先端との距離を計測する。さらに各スポットの移動率（R_f値）を求める。

⑦ 移動率（R_f）*の計算：スポットAの移動率（R_f(A)）はa/zである。以下同様にスポットBならR_f(B)＝b/zと計算する。

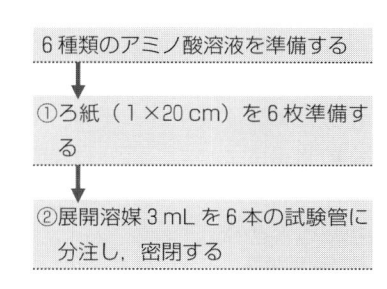

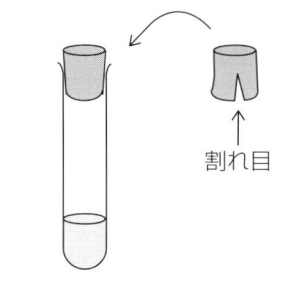

6種類のアミノ酸溶液を準備する
↓
①ろ紙（1×20 cm）を6枚準備する
↓
②展開溶媒3 mLを6本の試験管に分注し，密閉する

割れ目

③ろ紙に5種類のアミノ酸液と未知試料液をそれぞれ塗布する
↓
④ろ紙を展開溶媒に浸す
↓
⑤ろ紙を取り出し風乾する
（展開溶媒先端に印）
↓
⑥ニンヒドリン試薬を噴霧し，加熱する

Ⅱ　基本的な実験

⑧ 同定：アミノ酸標準試料の色と R_f 値のデータを基に，未知試料に含まれるアミノ酸を同定する。
⑨ 最後にクロマトグラム（分別帯）を図示する。

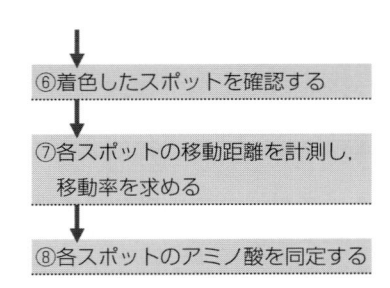

⑥着色したスポットを確認する

⑦各スポットの移動距離を計測し，移動率を求める

⑧各スポットのアミノ酸を同定する

課題

タンパク質を構成するアミノ酸の種類と構造について調べてみよう。そして，今回試料として用いたアミノ酸の移動率データから，脂溶性の大小を裏付けてみよう。

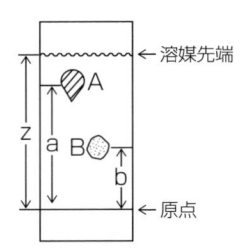

実験 2　薄層クロマトグラフィーによる植物色素の分離・同定

シリカゲルなどの吸着剤をガラスまたはプラスチック板に薄く塗布した後，乾燥させて活性化し，吸着剤を板上に固着させる。この薄層板上に試料を付け，密閉容器中で下端を展開溶媒に浸けてその浸透により展開する。展開している間に，試料成分の吸着剤に対する吸着性と展開溶媒に対する溶解度の相違によって，成分の移動距離に差が生じて分離する。一般にペーパークロマトグラフィーよりも，展開時間が短い，分離が良い，検出感度が良いなどの長所があるが，移動率の再現性が乏しいのが短所である。

試料　ホウレンソウの葉，ニンジンの皮
試薬　アセトン，クロロホルム，石油エーテル
器具　包丁，まな板，乳鉢，乳棒，色見皿，シリカゲル塗布薄層板，メスシリンダー，小型展開槽，ドライヤー，駒込ピペット，毛細管，ピンセット

操作
① 試料液の調製：試料 5 g を包丁で細かく切り刻み，それぞれ別の乳鉢に入れる。ホウレンソウの葉はアセトン，ニンジンの皮はクロロホルムをそれぞれ 10 mL 加え，乳棒でよく破砕して 30 分間放置し色素を抽出した後，上澄み液（試料液）を駒込ピペットで取り，色見皿に入れる。
② 薄層板の準備：シリカゲル塗布薄層板（20 × 20 cm）を縦と横にそれぞれ分割し，5 × 10 cm の薄層板を作る。薄層板を縦長に置いて，下端から 1 cm の位置に鉛筆で軽く線を引き，左右の端からそれぞれ 1 cm 間隔で 4 ヶ所に × 印を付ける。
③ 展開溶媒の準備：石油エーテル：アセトン＝ 7：3（v/v）の割合に混合して，展開溶媒 5 mL を展開槽に分注し，直ちにふたをして密閉する。
④ 試料の塗布：毛細管の先に試料液を付け，薄層板の ×印と×印の間にスポットし，点と点をつなげるようにして 1 cm 幅の帯状に浸み込ませる。

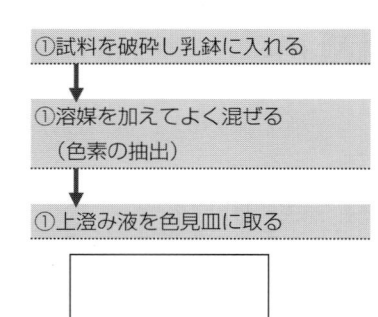

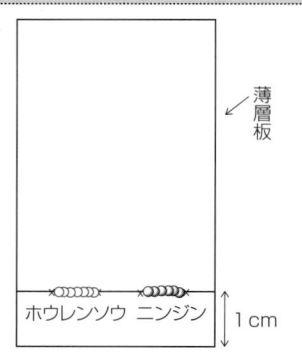

①試料を破砕し乳鉢に入れる

①溶媒を加えてよく混ぜる
　（色素の抽出）

①上澄み液を色見皿に取る

《注》このとき、スポットの大きさは2〜3mmに留める。
塗布した試料の色が薄い場合は、数回塗布して色を濃くする。

⑤ 展開：乾燥させた後、試料を塗布した薄層板は展開槽のふたを開きピンセットを用いて展開溶媒に浸けたら、ふたをすばやく閉める。展開溶媒は下端から徐々に浸透していき、薄層板の上端近くまで来たら展開溶媒の浸透先端に鉛筆で印を付けてから取り出し、風乾する。

⑥ スポットの確認：色が確認できるスポットの中心に鉛筆で印を付け、原点とそれぞれのスポットとの距離（a、bなど）および原点と展開溶媒先端との距離（z）を計測する。さらに各スポットの移動率（R_f値）を求める。

⑦ 色、R_f値、展開溶媒などのデータを基に、各試料に含まれる植物色素を同定する。

⑧ 最後にクロマトグラム（分別帯）を図示する。

課題

植物色素（カロテノイド、フラボノイド、ポルフィリン）の種類・構造・所在について調べてみよう。そして、今回試料として同定した色素の移動率データから、脂溶性の大小を裏付けてみよう。

---

② 所定の大きさの薄層板を準備する
③ 展開溶媒5mLを展開槽に入れる
④ 試料を薄層板に塗布する

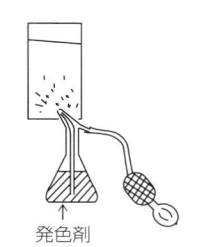

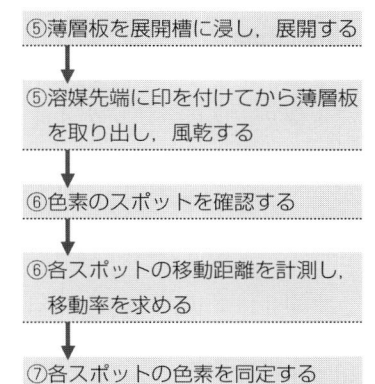

発色剤

⑤ 薄層板を展開槽に浸し、展開する
⑤ 溶媒先端に印を付けてから薄層板を取り出し、風乾する
⑥ 色素のスポットを確認する
⑥ 各スポットの移動距離を計測し、移動率を求める
⑦ 各スポットの色素を同定する

---

*基礎知識 移動率（Rate of flow＝R_f）

試料を塗布した位置（原点）から各スポットまでの距離と、展開溶媒の浸透先端までの距離の比を移動率（R_f値）という。この移動率（移動距離ではない）は特定の展開溶媒ではそれぞれの成分に固有の値となるので、既知のR_f値と比較すれば個々の成分が同定できる。しかし微妙な実験条件の違いによりその値がズレることがあるので、標準となる純品の試料を同一条件で展開し、その結果から求めたR_f値と比較して同定するのが一般的である。

参考資料

(1) アミノ酸のR_f値とニンヒドリン反応の呈色（ペーパークロマトグラフィー）
［展開溶媒：1-ブタノール：酢酸：水＝12：3：5（v/v/v）］

化合物名	R_f値	呈色
リシン	0.14	赤紫色
アラニン	0.33	赤紫色
プロリン	0.41	黄色
メチオニン	0.52	赤紫色
ロイシン	0.65	赤紫色

(2) 植物色素のR_f値と色（薄層クロマトグラフィー）
［展開溶媒：石油エーテル：アセトン＝7：3（v/v）］

化合物名	R_f値	色
ネオキサンチン	0.17	黄色
ビオラキサンチン	0.27	黄色
ルテイン	0.39	黄色
クロロフィルb	0.43	黄緑色
クロロフィルa	0.47	青緑色
β-カロテン	0.88	橙色

III 栄養素の定性実験

III 1 糖質の定性実験

　糖質は基本単位である単糖類，それがいくつか結合した少糖類（オリゴ糖類ともいい，食品中には二糖類が多い），多糖類の3種類に大別される。定性反応には，糖に共通の呈色反応をはじめ，還元糖やデンプンに特有な反応，ケトースの判別反応などがある。

試　料　糖質（グルコース，フルクトース，マルトース，スクロース，デンプンなど）の1％溶液

試　薬
実験1）ナフトール溶液（5％α-ナフトール・エチルアルコール溶液），濃硫酸
実験2）フェーリングA液〔硫酸銅（II）五水和物（$CuSO_4・5H_2O$）69.3gを水に溶解し，1Lとする〕，フェーリングB液（ロッシェル塩346gと水酸化ナトリウム100gを水に溶解し，1Lとする），ベネディクト試薬（クエン酸ナトリウム173g，無水炭酸ナトリウム100g，$CuSO_4・5H_2O$ 17.3gを水に溶解し，1Lとする），バーフォード試薬（酢酸銅（II）一水和物14.6gを200mLの熱湯に溶解し，室温に冷却後，氷酢酸1.8mLを加える）
実験3）セリワノフ試薬〔レゾルシン0.05gを4M塩酸（HCl）100mLに溶解する〕
実験4）ヨウ素液：市販希ヨードチンキ（日本薬局方）　1/40希釈液
実験5）フェニルヒドラジン・酢酸ナトリウム混合物（1：2）
実験6）1M HCl

器　具　試験管，駒込ピペット，湯煎器，三脚，ガスバーナー，顕微鏡，スライドガラス，カバーガラス

実験 1　糖に共通の反応—モーリッシュ反応

操　作　試料1mLを試験管に取り，ナフトール溶液を4滴加えて混合後，管壁にそって濃硫酸1mLを入れる。糖質が存在すると境界面に赤紫色の環を生じる。

①試料1mLにナフトール溶液を4滴混ぜる
↓
②濃硫酸1mLを静かに加える

実験 2　糖の還元反応

操　作
1）フェーリング反応
　試料1mLを試験管に取り，フェーリングA液，B液をそれぞれ1mLずつ加えて混合した後，沸騰湯浴で約3分加熱する。還元糖が存在すると赤紫色の沈殿を生じる。

①試料1mLにフェーリングA液，B液を1mLずつ順に混ぜる
↓
②沸騰湯浴で3分加熱する

2）ベネディクト反応
　試料1mLを試験管に取り，ベネディクト試薬を5mL加えて混合した後，沸騰湯浴で約3分加熱し，冷却する。還元糖が存在すると赤色の沈殿を生じる。

①試料1mLにベネディクト試薬を5mL混ぜる
↓
②沸騰湯浴で3分加熱後，冷却する

3）バーフォード反応

試料 1 mL を試験管に取り，バーフォード試薬を 2 mL 加えて混合した後，沸騰湯浴で約 5 分加熱する。単糖類が存在すると赤色の沈殿を生じる[*1]。

①試料 1 mL にバーフォード試薬を 2 mL 混ぜる

②沸騰湯浴で 5 分加熱する

実験 3　糖の特異的反応—セリワノフ反応

操作　試料 1 mL を試験管に取り，セリワノフ試薬を 2 mL 加えて混合した後，沸騰湯浴で約 3 分加熱する。ケトースが存在すると赤色を呈する。

①試料 1 mL にセリワノフ試薬を 2 mL 混ぜる

②沸騰湯浴で 3 分加熱する

実験 4　多糖類の反応—ヨウ素デンプン反応

操作　試料 1 mL を試験管に取り，ヨウ素液を 1～2 滴加える。デンプンが存在すると青紫色を呈する[*2]。

試料 1 mL にヨウ素液を 1～2 滴混ぜる

実験 5　オサゾンの生成

操作
① 試料 5 mL を試験管に取り，フェニルヒドラジン混合物を 1 g 加え，沸騰湯浴で約 20 分加熱する。
② 冷却後，反応液を 1 滴スライドガラス上に取り，結晶を顕微鏡（倍率 100～150 倍）で観察する[*3]。

①試料 5 mL にフェニルヒドラジン混合物を 1 g 混ぜる

②20 分加熱後，冷却し，顕微鏡下で結晶形を観察する

実験 6　糖の加水分解反応

操作
① 非還元糖を含む試料 1 mL を試験管に取り，1 M HCl を 1 mL 加えて沸騰湯浴で約 5 分加熱後，冷却する。
② 反応前後の溶液 1 mL をそれぞれ試料液として糖の還元反応を行い，加水分解前後の結果を比較する。

①試料 1 mL に 1 M HCl を 1 mL 混ぜ，沸騰湯浴で 5 分加熱後，冷却する

②溶液 1 mL を取り，糖の還元反応を行う

課題
(1) 4 種類の試料（グルコース，フルクトース，マルトース，スクロース）を区別するためには，どの定性反応を組み合わせて実験を行えばよいか，考えてみよう。
(2) 実験で検討した炭水化物が含まれている食品について調べてみよう。

ポイント
[*1] 加熱を続けると二糖類でも反応が起こる。
[*2] アミロースに比べ，アミロペクチンでは発色が弱い（赤茶色）。また，糖鎖の長さによって青紫〜赤紫〜赤〜茶〜橙〜黄色を順に呈する。
[*3] オサゾンの結晶は糖の種類によって形が異なる（右図）。

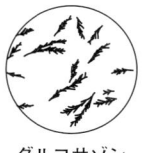

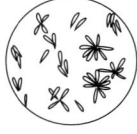

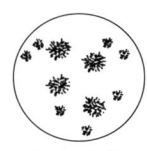

グルコサゾン　マルトサゾン　ラクトサゾン

Ⅲ 2 脂質の定性実験

　水に溶けず，エーテルなどの有機溶媒に溶ける生体物質を脂質といい，食品には単純脂質の油脂（脂肪，中性脂肪ともいわれる）やリン脂質のレシチンなどが含まれている。ここでは，脂質の溶媒に対する溶解性，脂質を構成する不飽和脂肪酸の量，油脂の乳化性，脂質のケン化（アルカリによる加水分解）について調べてみる。

試料　食用油（大豆油，なたね油，ラード，牛脂など）

試薬
実験1）エチルアルコール（C_2H_5OH），ジエチルエーテル，クロロホルム，アセトン
実験2）クロロホルム，塩化水銀（Ⅱ）（$HgCl_2$）・ヨウ素（I_2）溶液（I_2 2.6 g と $HgCl_2$ 3 g を C_2H_5OH 100 mL に溶かす）
実験3）卵黄，大豆レシチン，セッケン水
実験4）1 M 水酸化ナトリウム（NaOH）・C_2H_5OH 溶液，2 M 塩酸（HCl），フェノールフタレイン指示薬

器具　試験管，駒込ピペット，試験管ミキサー，還流冷却器，恒温槽

実験 1　溶解度試験

操作
① 乾燥した試験管に大豆油を 0.5 mL 取り，それぞれに C_2H_5OH，水などを 2 mL ずつ加えて混合する。
② 静置して各溶媒に対する油の溶解性を調べる（分離するものは上下どちらが油かを確認する）。

> 試料 0.5 mL に各種溶媒を 2 mL 混ぜる

実験 2　不飽和度試験

操作
① 乾燥した試験管に各種の油を 0.5 mL（g）取り，5 mL のクロロホルムを加えて溶解する。
② これに $HgCl_2$・I_2 溶液（予め，メスシリンダーに入れて容量を確認しておく）を数滴入れ，混合する。
③ 1分前後を目安にヨウ素の赤味が消えるかどうかを観察する。赤味が消えたら，さらに試薬を加え，赤味が残るまでに要した試薬の量を測定する。

> ① 試料 0.5 mL をクロロホルム 5 mL に溶かす
> ↓
> ② ヨウ素反応が残る（ヨウ素の赤味）まで $HgCl_2$・I_2 溶液を加える

基礎知識
　油脂はグリセロールに3分子の脂肪酸が結合したトリアシルグリセロール（トリグリセリド）である。脂肪酸には，分子内に二重結合を持たない飽和脂肪酸（ステアリン酸，パルミチン酸など）と二重結合を持つ不飽和脂肪酸（オレイン酸，リノール酸など）がある。
　不飽和脂肪酸は付加反応によりヨウ素を吸収するので，不飽和度試験では試薬の消費量が多くなる。

実 験 3 乳化試験

操　作
① 4本の試験管に大豆油を1 mLずつ取り，水を2 mL加える。
② 3本の試験管に卵黄，大豆レシチン，セッケン水をそれぞれ少量ずつ加え，残りの1本は何も加えずにおく（対照）。
③ 全ての試験管を試験管ミキサーで約30秒混合した後，静置して乳化状態を観察する。

①試料1 mLに水を2 mL加える
↓
②各種乳化剤を加え，ミキサーで混ぜる

実 験 4 ケン化反応

操　作
① 各種油脂1～2 gを200 mL容三角フラスコに取り，1 M NaOH・C_2H_5OH溶液を20 mL加えて混合する。
② 直ちに混合液の約5滴をピペットで取り，予め水を5 mL入れた試験管に滴下する（ケン化反応0分とする）。
③ 三角フラスコに還流冷却器を付け，温浴（60～80℃）中で加熱する。5分毎に20分まで，先と同様に混合液の約5滴を取り，水の入った試験管に入れ，その溶解性を観察する。
④ 30分後に三角フラスコを取り出し，フェノールフタレイン指示薬を加えた後，溶液の紅色が消えるまで2 M HClを滴下して試料間で滴下量を比較してみる。

①試料2 mLにNaOH・C_2H_5OH溶液を20 mL混ぜる
↓
②約5滴を水5 mLの入った試験管に滴下する（ケン化0分）
↓
③加熱しつつ，5分毎に約5滴を水5 mLの入った試験管に滴下する。
↓
④30分加熱後，指示薬を加えてHClで滴定する

課　題
(1) 不飽和度試験の結果から，植物性油脂と動物性油脂の構成脂肪酸の特徴を考えてみよう。
(2) セッケンの作り方について考えてみよう。

応用実験
　油脂を構成する脂肪酸の平均分子量の指標となるケン化価は，油脂1 gを完全にケン化するために必要な水酸化カリウム（KOH）のmg数で表される。そこで，上記のケン化にKOHを使用するとケン化価を求めることができる。

操　作
① 各種油脂1 gを200 mL容三角フラスコに取り，1 M KOH・C_2H_5OH溶液を25 mL混合した後，還流冷却器を付けて30分から1時間加熱する。
② 内容液を定容（100 mL）とした後，その20 mLを三角フラスコに取り，フェノールフタレイン指示薬を加え，0.5 M HCl標準液（力価F）で紅色の消失を終点として滴定する。
③ 対照用としてケン化に用いたKOH・C_2H_5OH溶液と同量をHCl標準液で滴定すれば，次式により試料のケン化価を求めることができる。

$$\text{ケン化価} = \frac{〔\text{対照用の滴定値} - (\text{試料の滴定値} \times 100/20)〕\times 0.5 \times F \times 56.11}{\text{試料質量}}$$

Ⅲ 3 アミノ酸・ペプチドの定性実験

　アミノ酸はタンパク質を構成している基本単位で，αタイプの20種類が知られている（α-アミノ酸，但しプロリンは例外）。それらの構造的な特性により，芳香族アミノ酸（芳香核を持つ）や含硫アミノ酸（硫黄：Sを含む）などに分類され，それぞれ特有の呈色反応がある。また，アミノ酸はペプチド結合によりペプチド鎖を伸ばしていき，タンパク質を形成する。

試　料　卵白，焼ふ（小麦タンパク質），1％ゼラチン溶液，グリシン・チロシン・トリプトファン・プロリン・シスチンの各0.1％溶液

試　薬
実験1）5％NaOH溶液，1％硫酸銅（$CuSO_4$）溶液
実験2）2％ニンヒドリン溶液，1M酢酸緩衝液（pH 5.4）
実験3）濃硝酸（HNO_3），濃アンモニア水（NH_4OH）
実験4）酢酸（CH_3COOH），濃硫酸（H_2SO_4）
実験5）10％NaOH溶液，10％酢酸鉛［$Pb(CH_3COO)_2$］溶液

器　具　試験管，駒込ピペット，湯煎器

＜一般的な呈色反応＞

実験 1　ビウレット反応

操　作
① 各試料3mLをそれぞれ試験管に取り，5％NaOH溶液を5mLずつ加えて混合する。
② 1％硫酸銅溶液を5滴ずつ加えて混合する。タンパク質は赤紫から青紫色を呈する（2つ以上のペプチド結合が存在するときの反応）。

①各試料を3mL取る
↓
5％NaOH溶液を5mL加える
↓
②1％硫酸銅溶液を5滴加える

実験 2　ニンヒドリン反応

操　作
① 各試料3mLをそれぞれ試験管に取り，1M酢酸緩衝液を1mLずつ加えて混合する。
② 2％ニンヒドリン溶液を1mLずつ加えて混合し，沸騰湯浴で約3分煮沸する。
③ 水で冷却後，観察する。α-アミノ酸は赤紫〜青紫色を呈する。但しプロリンは黄色を呈する。

①各試料を3mL取り，1M酢酸緩衝液を1mL加える
↓
②2％ニンヒドリン溶液を1mL加える
↓
③煮沸3分後，水で冷却する

ポイント　タンパク質試料液の調製
卵白希釈液：卵白2.0gを100mL容ビーカーに秤り取り，1％塩化ナトリウム（NaCl）溶液40mLをメスシリンダーで加えてガラス棒で撹拌する。卵白が溶解した後，ガーゼでこす。
焼ふ抽出液：焼ふは乳鉢でつぶして粉にし，1.5gを100mL容ビーカーに秤り取り，0.1M水酸化ナトリウム（NaOH）溶液70mLをメスシリンダーで加える。スターラーを用いて10〜20分間撹拌し，タンパク質を抽出した後にひだ折り紙でろ過する。

＜特定のアミノ酸による呈色反応＞

実験 3 キサントプロテイン反応

操作
① 各試料3 mLをそれぞれ試験管に取り，濃硝酸を1 mLずつ加えて混合する。
② 沸騰湯浴で約3分煮沸する。
③ 水で冷却後，濃アンモニア水を2 mLずつ加えて混合し，アルカリ性にする。芳香族アミノ酸は煮沸後黄色を呈し，アルカリ性にすると橙黄色に変わる（芳香核が示す反応）。

①各試料を3 mL取り，濃硝酸を1 mLずつ加える
↓
②煮沸3分後，水で冷却する
↓
③濃アンモニア水を2 mL加える

実験 4 ホプキンス・コーレ反応

操作
① 各試料3 mLをそれぞれ試験管に取り，等量の酢酸を加えて混合する。
② 試験管の壁にそわせて濃硫酸1 mLを静かに加える。トリプトファンは紫色の環を生じる（インドール核が示す反応）。

①各試料を3 mL取り，酢酸を3 mL加える
↓
②濃硫酸1 mLを静かに加える

実験 5 硫化鉛（PbS）反応

操作
① 各試料3 mLをそれぞれ試験管に取り，10% NaOH溶液を1 mLずつ加えて混合する。
② 10% 酢酸鉛溶液を4滴ずつ加えて混合する。
③ 沸騰湯浴で10分以上煮沸する。システイン，シスチンは褐色〜黒色を呈する（硫黄が示す反応）。

①各試料を3 mL取り，10% NaOH溶液を1 mL加える
↓
②10% 酢酸鉛溶液を4滴加える
↓
③10分以上煮沸する

課題

結果は，実験ごとに反応の有無（＋，−），反応の強弱，色調などを簡単に表にまとめてみよう。また，試料の性質と反応結果の関係についても考えてみよう。

（例）

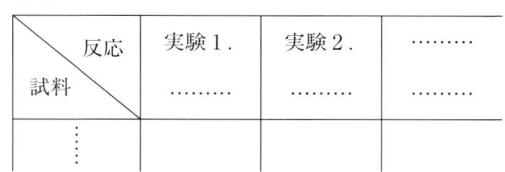

反応＼試料	実験1.	実験2.	………
⋮	………	………	………

ポイント　タンパク質試料（卵白，焼ふ，ゼラチン）

・卵白は，脂質をほとんど含まず，水分を除くと大部分がタンパク質で主成分はオボアルブミンである。泡立ち性が卵白タンパク質の特性で，これを利用してメレンゲが作られる。
・焼ふは，小麦粉から分離されたグルテン（湿ふ）から作られる。＜p.104 実験1 小麦タンパク質の分離と確認＞を参照。
・ゼラチンは，動物の皮や骨などに含まれるコラーゲンを加熱して得られる誘導タンパク質である。可溶性で温水に溶けるが，冷えるとゲル（ゼリー）になる。
　この他，チーズ（乳タンパク質），凍り豆腐（大豆タンパク質），かつお節（魚肉タンパク質）などを用いてもよい。

Ⅲ 栄養素の定性実験

Ⅲ 4 タンパク質の定性実験

　タンパク質（Protein）はα-アミノ酸がペプチド結合によって多数結合した高分子化合物である。タンパク質は炭素（C），水素（H），酸素（O），窒素（N）の元素で構成されているが，硫黄（S）などを含む場合もある。タンパク質は高分子化合物であるが故に複雑な高次構造を有しており，変性や等電点により構造変化が起こって凝固・沈殿する。

試料　卵白（6倍）希釈液，牛乳

試薬
実験1）水酸化ナトリウム（NaOH），赤色リトマス紙，2 M 塩酸（HCl）溶液，10％酢酸鉛溶液
実験2）2％硫酸銅溶液，5％トリクロロ酢酸（TCA）溶液，2％タンニン酸溶液，エタノール，硫酸アンモニウム［$(NH_4)_2SO_4$］飽和溶液，10％酢酸溶液
実験3）2％酢酸溶液，1％NaOH 溶液

器具　試験管，駒込ピペット，湯煎器，ビーカー，メスシリンダー，pHメーター

実験 1　タンパク質を構成する元素の検出

操作

〈Nの検出〉
① 試料3 mL を試験管に取り，粒状の NaOH を1粒加える。
② 試験管を加熱して，タンパク質を分解する。
③ 試験管の内容物が沸騰したら加熱を止め，水で湿らせた赤色リトマス試験紙を発生した気体に近づけ，色の変化を観察する（アルカリ性の確認：赤→青）。

〈Sの検出〉
① N を検出した溶液の半量を試験管に取り，2 M HCl 溶液を加えて白濁させる。
② 試験管を加熱し，内容物が沸騰したら加熱を止め，10％酢酸鉛溶液を浸み込ませた紙片を発生した気体に近づけ，色の変化を観察する（硫化鉛の確認：黒変）。
《注》検出用のリトマス紙とろ紙は，加熱の直前に用意しておく。

| ①各試料を3 mL 取り，NaOH を1粒加える |
| ↓ |
| ②③加熱し，リトマス紙で NH_3 を検出する |

| ①N 検出液の半量に HCl を加える |
| ↓ |
| ②加熱して硫化鉛を検出する |

実験 2　タンパク質の凝固・沈殿反応

操作

〈重金属塩による沈殿〉
① 試験管に試料を3 mL 取る。
② 2％硫酸銅溶液を3～4滴加える。
③ よく混合し，溶液の変化を観察する。

〈有機試薬による沈殿〉
① 3本の試験管に試料を3 mL ずつ取る。
② 5％TCA 溶液1 mL，2％タンニン酸溶液3～4滴，エタノール3 mL をそれぞれ加える。
③ よく混合し，溶液の変化を観察する。

| ①各試料を3 mL 取る |
| ↓ |
| ②2％硫酸銅溶液を3～4滴加える |

| ①各試料を3 mL 取る |
| ↓ |
| ②5％TCA 1 mL，2％タンニン酸3～4滴，エタノール3 mL をそれぞれ加える |

4．タンパク質の定性実験

＜濃塩類溶液による沈殿＞
① 試料 3 mL を試験管に取る。
② 硫酸アンモニウム飽和溶液を 1 mL ずつ試料溶液が白濁するまで加える。
③ ゴム栓をして静かに混合し，溶液の変化を観察する。
④ ③に水を 3 mL 加え，試験管にゴム栓をして静かに混合し，溶液の変化を観察する。

①各試料を 3 mL 取る
②硫酸アンモニウム溶液を 1 mL ずつ試料溶液が白濁するまで加える
③静かに混合する
④水を 3 mL 加え，静かに混合する

＜熱による沈殿＞
① 2 本の試験管に試料を 3 mL ずつ取る。
② 1 本の試験管には 10 % 酢酸溶液を数滴加える。
③ 試験管を沸騰湯浴で数分煮沸し，溶液の変化を観察する。

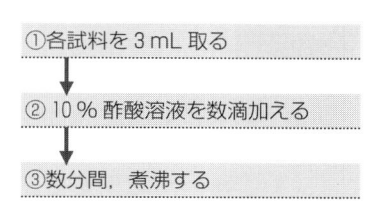

①各試料を 3 mL 取る
② 10 % 酢酸溶液を数滴加える
③数分間，煮沸する

実験 3 食品タンパク質の等電点

タンパク質溶液中でタンパク質の正と負の電荷がつり合い，見かけ上電荷を持たない状態になったときの pH を等電点という。等電点では，タンパク質は溶解度が低くなり，凝固（沈殿）しやすい。

操作
① 100 mL 容ビーカーに牛乳 20 mL と水 40 mL をそれぞれメスシリンダーで取り，ガラス棒で撹拌して pH を測定する。
② 2 % 酢酸溶液 1 mL を添加してガラス棒で撹拌する。溶液の状態（沈殿の有無）を観察し，pH を測定する。
③ 以後，沈殿が観察されるまで②の操作を続ける。
④ 沈殿を認めたら酢酸溶液の添加を止め，pH を測定する。
⑤ この pH と牛乳タンパク質（カゼイン）の等電点とを比較する。
⑥ 1 % NaOH 溶液を少量ずつ添加し，pH を測定する。
⑦ 沈殿の消失を確認したら添加を止め，pH を測定する。

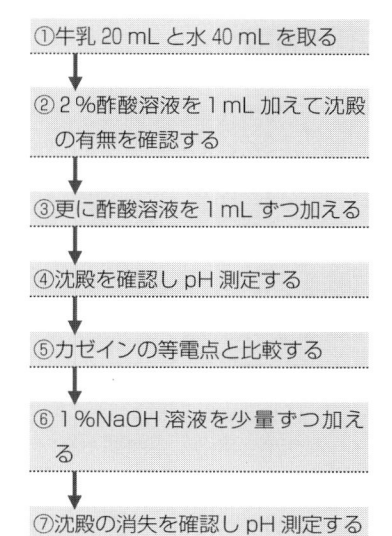

①牛乳 20 mL と水 40 mL を取る
② 2 % 酢酸溶液を 1 mL 加えて沈殿の有無を確認する
③更に酢酸溶液を 1 mL ずつ加える
④沈殿を確認し pH 測定する
⑤カゼインの等電点と比較する
⑥ 1 % NaOH 溶液を少量ずつ加える
⑦沈殿の消失を確認し pH 測定する

基礎知識 pH とタンパク質の電荷の関係

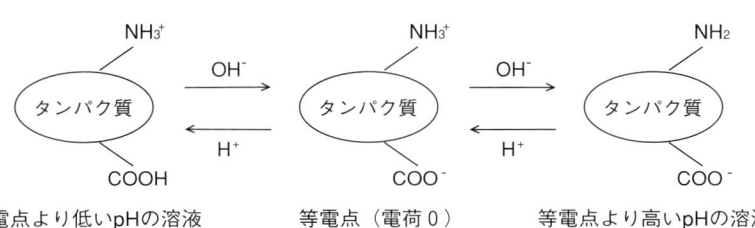

タンパク質－NH_3^+／$COOH$　$\xrightarrow{OH^-}$／$\xleftarrow{H^+}$　タンパク質－NH_3^+／COO^-　$\xrightarrow{OH^-}$／$\xleftarrow{H^+}$　タンパク質－NH_2／COO^-

等電点より低いpHの溶液　　等電点（電荷0）　　等電点より高いpHの溶液

タンパク質の等電点

タンパク質	pH
オボアルブミン	4.7～4.9
オボムコイド	3.9～4.5
カゼイン	4.6
ゼラチン	4.8
ヘモグロビン	6.8
トリプシン	10.8

III 栄養素の定性実験

III 5 ビタミンの定性実験

　ビタミンは微量で生体の生理機能に関与する有機化合物であり，多くは生体内で合成できないため食物より摂取する必要がある。これらは，溶解性により水溶性ビタミン（B_1，B_2，Cなど）と脂溶性ビタミン（A，D，Eなど）に大別される。ここでは，あまり前処理を必要としない試料を用いてビタミンの検出反応を行う。

試料　試薬として市販のもの，ビタミン配合のドリンク剤（濃度的に医薬品として市販されているものがよい），肝油など

試薬
実験1）30％水酸化ナトリウム（NaOH），0.1％赤血カリウム，1-ブタノール
実験2）1M NaOH，氷酢酸，クロロホルム
実験3）インドフェノール液（0.1 mg％ 2,6-ジクロルフェノールインドフェノールナトリウム溶液），2％メタリン酸
実験4）クロロホルム，カールプライス試薬（脱水クロロホルム 100 mL に脱水塩化アンチモン（III）20 g を溶かしたもの）

器具　試験管，三角フラスコ，駒込ピペット，紫外線ランプ

実験 1　ビタミン B_1（チオクローム反応）

操作
① 試料1 mLを試験管に取り，30％ NaOH 1 mLと0.1％赤血カリウム1 mLを加えて混合する。
② 1-ブタノールを5 mL加えて2分間振り混ぜた後，静置して2層に分離させ，上層を観察する（暗所で紫外線ランプを当てて観察するとよい）。ビタミン B_1 が存在すると青藍色の蛍光を発する*。

① 試料1 mLにNaOHと赤血カリウムを1 mLずつ加える
② ブタノールを5 mL加えて振り混ぜる

実験 2　ビタミン B_2（ルミフラビン反応）

操作
① 試料1 mLを試験管に取り，1M NaOHを1 mL加えて混合した後，約20分間紫外線を当てる（卓上の蛍光灯スタンドを約20 cm放して置く）。
② 氷酢酸0.1 mL，クロロホルム2 mLを加えて激しく混合した後，静置して2層に分離させ，上層を観察する（暗所で紫外線ランプを当てて観察するとよい）。ビタミン B_2 が存在すると黄緑色の蛍光を発する*。

① 試料1 mLにNaOH 1 mLを混ぜ，約20分間紫外線を照射する
② 酢酸0.1 mL，クロロホルム2 mLを加えて振り混ぜる

***ポイント**
紫外線ランプを使用するときは，安全のため紫外線防護メガネをかける。

5. ビタミンの定性実験

実験 3 ビタミンC（インドフェノール反応）*

操作
① インドフェノール液（青色）5 mLを三角フラスコに取り，2％メタリン酸を10 mL加えて溶液の色を赤色とする。
② 試料を滴下して混合しつつ，溶液の退色を観察する（試料の滴下は3分以内に終えるようにする）。ビタミンCが存在すると赤色が消失する。

①インドフェノール液5 mLにメタリン酸を10 mL加える
↓
②試料液を滴下する

実験 4 ビタミンA（カールプライス反応）

操作
① 脱水した試料1 gを試験管に取り，クロロホルム数mLを加えて溶解する。
② カールプライス試薬を2 mL加えて混合し，溶液の色を観察する。ビタミンAが存在すると青色を呈する。

①試料1 gを少量のクロロホルムで溶かす
↓
②カールプライス試薬を2 mL加える

課題
(1) 各種ビタミンの安定性に影響を与える因子について調べてみよう。
(2) ビタミン配合のドリンク剤のほとんどにビタミンB群（特に，ビタミンB_1）が含まれている理由を，その生理作用から考えてみよう。

---

*ポイント
インドフェノール反応によりビタミンCを定量することもできる。<p. 60 Ⅳ-4 ビタミンCの定量実験>を参照。

Ⅲ 6 ミネラルの定性実験

ミネラルとは食品中の有機物を燃焼して除いた後の残渣に含まれるもので，炭素（C），酸素（O），水素（H）および窒素（N）以外の元素をいう。主なものはカルシウム（Ca），リン（P），カリウム（K），硫黄（S），ナトリウム（Na），塩素（Cl），マグネシウム（Mg），鉄（Fe）などで，日本食品標準成分表には，Ca，P，Fe，Na，K，Mg，Zn，Cu，Mn，I，Se，Cr，Mo が記載されている。

実験　Ca, P, K, S の検出

牛乳には 0.7 % のミネラルが含まれており，その主なものは Ca，P，K，Na などである。特に Ca と P との量的なバランスや吸収率もよく，牛乳は良好な Ca 供給源である。ここでは，牛乳からタンパク質と脂質を除いた後，ミネラル成分として Ca，P，K，S の検出を行う。

試料　牛乳（市販品）

試薬　5 % 酢酸（CH_3COOH）溶液，3 % および 10 % アンモニア水，2 M 硝酸（HNO_3）溶液，シュウ酸アンモニウム飽和溶液，モリブデン酸アンモニウム飽和溶液，0.1 M 亜硝酸コバルトナトリウム（ヘキサニトロコバルト酸ナトリウム）溶液，0.5 M 塩化バリウム（$BaCl_2$）溶液

器具　ビーカー，試験管，ガラス棒，メスシリンダー，駒込ピペット，ロート，ろ紙，蒸発皿，湯煎器，布，沸騰石

操作

＜タンパク質と脂質の除去＞

① 200 mL 容ビーカーに牛乳を 50 mL 取る。
② 水を 100 mL 加え，ガラス棒で撹拌する。
③ 5 % 酢酸溶液を 10 mL 加え，ガラス棒で静かに撹拌する（白い沈殿を生じる）。
④ ビーカーの内容物をロート上に敷いた布でこして沈殿（カゼインと脂質の混合物）を除いてろ液を得る。
⑤ ④のろ液をさらにひだ折りろ紙でろ過してろ液 A を得る。
⑥ 蒸発皿にろ液 A を約 50 mL 取り，沸騰石を入れて加熱する。
⑦ 溶液が 15 〜 20 mL になるまで加熱して濃縮する。
⑧ 放冷後，ひだ折りろ紙でろ過し，生じた凝固物（乳清タンパク質）を除いて，ろ液 B を得る。
⑨ 2 本の試験管にろ液 B を 1 mL ずつ取った後（K と S の検出用），残りのろ液に 3 % アンモニア水を 10 mL 加え，撹拌してアルカリ性にする（白い沈殿を生じる）。
⑩ ひだ折りろ紙でろ過して沈殿（リン酸カルシウム）を分離する。ろ紙をひろげて風乾する。

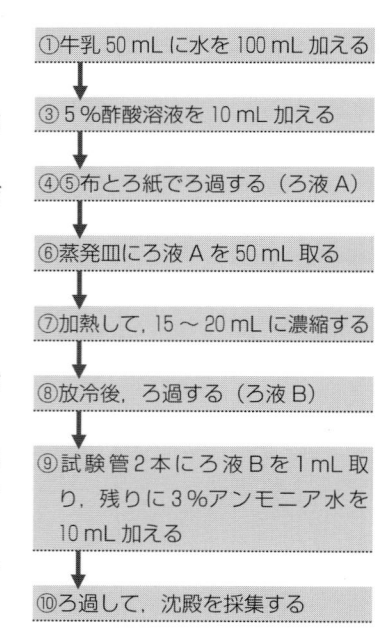

①牛乳 50 mL に水を 100 mL 加える
↓
③5 % 酢酸溶液を 10 mL 加える
↓
④⑤布とろ紙でろ過する（ろ液 A）
↓
⑥蒸発皿にろ液 A を 50 mL 取る
↓
⑦加熱して，15 〜 20 mL に濃縮する
↓
⑧放冷後，ろ過する（ろ液 B）
↓
⑨試験管 2 本にろ液 B を 1 mL 取り，残りに 3 % アンモニア水を 10 mL 加える
↓
⑩ろ過して，沈殿を採集する

6．ミネラルの定性実験

＜Caの検出＞
① 沈殿の半量を試験管に取り，2 M硝酸を1 mL加えて溶かす。
② 10％アンモニア水を1 mL加え，アルカリ性にする。
③ シュウ酸アンモニウム飽和溶液を1 mL加えて混合し，しばらく放置する。Caが存在するとシュウ酸カルシウムの白色沈殿を生じる。

| ①沈殿に2 M硝酸を1 mL加える |
| ↓ |
| ②10％アンモニア水を1 mL加える |
| ↓ |
| ③シュウ酸アンモニウム飽和溶液を1 mL加える |

＜Pの検出（リン酸として検出する）＞
① 沈殿の半量を試験管に取り，2 M硝酸を1 mL加えて溶かす。
② モリブデン酸アンモニウム飽和溶液を1 mL加えて混合し，沸騰湯浴で3～5分加熱する。リン酸が存在するとリンモリブデン酸アンモニウムの黄色沈殿を生じる。

| ①沈殿に2 M硝酸を1 mL加える |
| ↓ |
| ②モリブデン酸アンモニウム飽和溶液を1 mL加えて加熱or煮沸する |

＜Kの検出＞
① 試験管にろ液Bを1 mL取り，0.1 M亜硝酸コバルトナトリウム溶液を1 mL加えて混合する。Kが存在すると亜硝酸コバルトナトリウムカリウムの黄色沈殿を生じる。

| ①ろ液B 1 mLに0.1 M亜硝酸コバルトナトリウム溶液を1 mL加える |

＜Sの検出＞
① 試験管にろ液Bを1 mL取り，0.5 M塩化バリウム溶液を数滴加えて混合する。Sが存在すると硫酸バリウムの白色沈殿を生じる。

| ①ろ液B 1 mLに0.5 M塩化バリウム溶液を数滴加える |

課題
牛乳中のCaとP（リン酸）の一部は，タンパク質と共存している。どのような形で存在しているか調べてみよう。

参考資料 牛乳中のミネラル（mg／100 g）

	カルシウム	リン	カリウム	ナトリウム
牛乳	110	93	150	41
＜参考＞人乳	27	14	48	15

基礎知識 酸性食品とアルカリ性食品

　食品を燃焼させて後に残る灰を水に溶かして，その溶液が酸性であれば酸性食品，アルカリ性であればアルカリ性食品と呼ばれている。野菜や果物のようにNa，K，Caなどを含むものはアルカリ性を，肉，魚や穀類などのようにS，Cl，Pなどを含むものは酸性を示す。
　ヒトの体液成分はpH 7.4付近に保たれており，酸性食品またはアルカリ性食品を偏って摂取しても体液のpHが変動することはない。しかし，体液中に酸性を示す物質が多く存在することは生理的に好ましくないので，バランスの取れた食事をすることが望まれる。肉や魚の料理にサラダが添えられることは，この面でも意味のあることである。

Ⅳ 食品の主要成分の定量実験

Ⅳ-1 糖質の定量実験

　日本食品標準成分表における糖質（炭水化物）は一般に差し引き法で示されているが，直接に糖質を定量する場合には，糖の還元力を利用した測定方法が多用される。この場合，非還元糖（ショ糖やデンプン）は加水分解後の還元糖量から求めることができる。ここでは，3,5-ジニトロサリチル酸（DNS）法[*1]により果汁，清涼飲料水，酒などの還元糖およびショ糖を定量する。

試料 果汁（オレンジ，ブドウなど），果汁入り飲料，コーラ，清酒など

試薬 グルコース標準液（0.1～0.4 mg/mL），1 M 塩酸（HCl），1 M 水酸化ナトリウム（NaOH），DNS試薬（1 gのDNSに2 M NaOH 20 mLと水 50 mLを加えて加温溶解させた後，ロッシェル塩を 30 g 加え，加温して溶解させ，ろ過後，水を加えて 100 mLとする）

器具 試験管，三角フラスコ，ピペット，還流冷却器，メスフラスコ，湯煎器，分光光度計，試験管ミキサー

操作

＜検量線の作成＞

① グルコース標準液および水（対照）1 mLをそれぞれ試験管に取り，DNS試薬を 1 mL ずつ加えて混合する。

② ガラス玉で試験管にふたをし，沸騰湯浴中で正確に 5 分間加熱後，水で冷却した後，水を 5 mL 加え，試験管ミキサーでよく混合する。

③ 波長 510 nm における吸光度を測定し，検量線を書く。

①標準液および水 1 mL に DNS 試薬を 1 mL 混ぜる

②沸騰湯浴中で 5 分加熱後，水を 5 mL 加えてミキサーで混ぜる

③510 nm での吸光度を測定し，検量線を書く

＜試料の調製＞

① ビーカーに試料を 0.3 g 取り，100 mL 容メスフラスコに移して水で定容とした後，よく混合する（試料液A：還元糖定量用）。

② 別のビーカーに試料を 1 g 取り，100 mL 容メスフラスコに移して水で定容とした後，よく混合する。

（試料液A：還元糖定量用）
①試料 0.3 g を秤量し，水で薄めて全量を 100 mL とする

（試料液B：ショ糖定量用）
②試料 1 g を秤量し，水で薄めて全量を 100 mL とする

[*1] **基礎知識** DNS法
　DNS法は，ソモギーネルソン法などに比べて反応の定量性が低いので用途が限定されるものの，操作が簡便で，糖に対する選択性が少ないことが特徴である。原理はDNSがアルカリ性溶液中で還元糖により還元されて生じる3-アミノ-5-ニトロサリチル酸の発色（赤橙色）をみるものである。

1．糖質の定量実験

③ この液 20 mL を 300 mL 容三角フラスコに取り，1 M HCl を 10 mL 加えて混合した後，還流冷却器を付けて沸騰湯浴中で約 30 分加熱する。
④ 冷却後，1 M NaOH を 10 mL 加えて混合した後，100 mL 容メスフラスコに移して水で定容とし，よく混合する（試料液 B：ショ糖定量用）。

③ この液 20 mL に HCl を 10 mL 混ぜ，冷却器を付けて 30 分加熱する

④ 冷却後，NaOH を 10 mL 加えて中和する

④ メスフラスコに移した後，水で全量を 100 mL とする

＜試料の比色定量＞
① 調製した試料液 1 mL を試験管に取り，DNS 試薬を 1 mL 加えて混合する。
② 検量線の作成時と同様の操作を行って試料の吸光度を測定する（対照液は検量線作成時のものを使用する）。
③ 検量線より，試料液中の還元糖量をグルコース濃度として求め，下記の計算を行う。

① 試料液 1 mL に DNS 試薬を 1 mL 混ぜる

② 沸騰湯浴中で 5 分加熱後，水を 5 mL 加えてミキサーで混ぜる

② 510 nm での吸光度を測定し，検量線よりグルコース濃度を求める

③ 還元糖量，ショ糖量を計算する

計　算

① 還元糖量（％）…試料液 A の結果から計算する。

$$\text{グルコース濃度} \times \text{希釈液全量} \times \frac{1}{10^3} \times \frac{100}{\text{試料質量}}$$

② 加水分解後の還元糖量（％）…試料液 B の結果から計算する。

$$\text{グルコース濃度} \times \text{希釈液全量} \times \frac{100}{20} \times \frac{1}{10^3} \times \frac{100}{\text{試料質量}}$$

③ ショ糖量（％）

（試料液 B の計算値－試料液 A の計算値）× 0.95[*1]

課　題

(1) 糖組成の異なる果実を用いて還元糖と非還元糖の比率を調べてみよう[*2]。
(2) 果実より得られる果汁と果汁入り飲料で，還元糖と非還元糖の比率が同じかどうか調べてみよう。

[*1] **基礎知識** ショ糖の換算係数
ショ糖 1 モルを加水分解すると，グルコースとフルクトースが 1 モルずつ生成する。そこで，ショ糖の換算係数 0.95 は，以下の式により求められる。

$$\frac{\text{ショ糖のモル質量}}{\text{グルコースのモル質量＋フルクトースのモル質量}} = \frac{342}{180 + 180} = 0.95$$

[*2] **参考資料** 果実の糖組成（％）

果実	全糖	果糖	ブドウ糖	ショ糖
ブドウ	12～20	6～10	5～10	0.5
リンゴ	10～13	5～6	2～4	2～3
ミカン	8～12	1～2	1～2	5～6
モモ	8～9	1～3	1～3	5～7

Ⅳ 2 脂質の定量実験

食品中の脂質は，一般にエーテルで抽出される成分の総量で示されるが，脂肪以外の遊離脂肪酸，色素（カロテノイド，クロロフィル）なども同時に抽出されるため，定量物は粗脂肪といわれる。ここでは，一般的なソックスレー抽出器を用いたエーテル抽出法により食品中の脂質を定量する。

試　料　食品（粉末または粉砕しやすいもの）
試　薬　ジエチルエーテル（特級）
器　具　ソックスレー抽出器，円筒ろ紙，脱脂綿，ガーゼ，デシケーター，電気定温乾燥器，恒温槽，るつぼばさみ，ピンセット

ソックスレー抽出器

A：抽出管
B：定量びん
C：冷却器
D：円筒ろ紙
E：側　管
F：サイフォン

操　作

＜定量びんの恒量＞
① 定量びんを洗浄後，乾燥器で100〜150℃，約1時間乾燥させ，デシケーター中で30分放冷した後，秤量する。
② 恒量値が得られるまで，乾燥→放冷→秤量の一連の操作を繰り返す。得られた恒量値を W_1 とする。

＜試料の調製＞
① 粉砕した試料を円筒ろ紙に約2g秤量し，漏出を防ぐために試料の上に脱脂綿を軽く詰める。
② これをビーカーに入れて立て，水分を除くため乾燥器で100℃，約2時間乾燥させ，デシケーター中で放冷した後，抽出管に入れる*1。

| ①定量びんを約100℃で1時間乾燥させ，30分放冷後，秤量する |
| ②恒量値が得られるまで乾燥，放冷，秤量を繰り返す |
| ①試料2gを円筒ろ紙に秤量し，脱脂綿を軽く詰める |
| ②100℃で2時間乾燥させ，放冷後，抽出管に入れる |

ポイント
*1　試料中に水分を含んでいると，脂肪以外の水溶性成分まで抽出されて誤差を生じるので水分の多い試料は十分に乾燥させておく。
*2　エーテルは引火しやすいため火気厳禁。室内の換気にも十分留意する。

2. 脂質の定量実験

<抽　出>
① 恒量を求めた定量びんにエーテル*2 約1/2容を入れ，冷却器，抽出管，定量びんを図のように連結した後，約50℃の恒温槽に入れ，直ちに冷却水を流す。
② この状態で8～16時間抽出する。試料から抽出された脂質は定量びんに残り，エーテルはサイフォンにより循環する*3。

<定　量>
① 抽出終了後，エーテルが定量びんに戻った時点で抽出管を冷却器から取り外し，円筒ろ紙をピンセットで取り出す。抽出管は再び冷却器に連結し，恒温槽に入れる。
② ほぼ全部のエーテルが抽出管に移った時点で定量びんを取り外し，加温して定量びんに残っているエーテルを蒸発させる*4。また，抽出管のエーテルは回収する*5。
③ 定量びんの外側をきれいに拭いた後，乾燥器で100℃，約1時間乾燥させる。その後，デシケーター中で約30分放冷し，秤量する。
④ 以後，乾燥（30分から1時間）→ 放冷 → 秤量の一連の操作を繰り返し，恒量値（W_2）が得られた時点で終了する（減少していた質量が増加し始めたときは最低値を恒量とする）。計算により粗脂肪（％）を求める。

| ①定量びんにエーテルを入れ，冷却器，抽出管を連結する |
| ②恒温槽に入れ，直ちに冷却水を循環させて，8～16時間抽出する |

| ①エーテルが定量びんに戻った時に抽出管の円筒ろ紙を取り出す |
| ①再び装置を連結し，ほぼ全量のエーテルが抽出管に移るのを待つ |
| ②定量びんを外し，加温して余分なエーテルを除去する |
| ③100℃で30分～1時間乾燥させ，放冷後，秤量する |
| ④恒量値が得られるまで乾燥，放冷，秤量を繰り返す |
| ④粗脂肪（％）を計算する |

計　算

$$粗脂肪（％）＝\frac{W_2－W_1}{試料質量}×100$$

課　題

(1) 日本食品標準成分表において採用されているいろいろな脂質の定量法の長所や短所を調べてみよう。
(2) 定量操作の恒量値（W_2）を求める際に，減少していた定量びんの質量が再び増加するのはなぜか考えてみよう。

---

*3　冷却器から1分間に約80滴のエーテルが滴下するように恒温槽の温度を調節する。もし，抽出の間にエーテル量が減少して定量びんに戻らない場合は，冷却器の上端からエーテルを追加する。また，冷却水が流れてきていることも時々確認しておく。
*4　エーテルが残っていると乾燥器に入れたときに危険なので注意する。
*5　抽出管に残ったエーテルは管を少し傾ければ下部より出てくる。このようにして回収したエーテルは再蒸留して使用することができる。

基礎知識　食品別脂質定量法

　穀類の脂質は，他の組織成分と強固に結合しており，エーテルでは抽出されない割合が多いため，酸分解法が一般的に採用されている。また，脂肪球を含む乳製品の定量には，アンモニア性アルコール溶液からジエチルエーテルおよび石油エーテルで脂質を抽出するレーゼゴットリーブ法が用いられる。その他，リン脂質を含む大豆製品や卵類にはクロロホルム・メタノール混液抽出法を改良し，石油エーテルに脂質を転溶させる方法が適用されている。詳しくは他の成書を参照されたい。

IV 3 タンパク質の定量実験

タンパク質の定量法には様々なものがあるが，比色定量法として，タンパク質の検出反応であるビウレット反応を応用したビウレット法，フェノール試薬法（ローリー法）がよく用いられる。また，日本食品標準成分表では，ケルダール法により窒素量を求め，窒素−タンパク質換算係数を乗じることにより粗タンパク質量としている。ここでは，ケルダール法およびフェノール試薬法を用いて食品中のタンパク質を定量する。

実験 1 ケルダール法による定量

ケルダール法は，試料を硫酸で分解した後，アルカリ性にしてアンモニア（NH_3）を蒸留し，塩酸（HCl）で滴定することで食品中の全窒素（N）を定量するものである。得られた窒素量に換算係数を乗じることによりタンパク質量を算出することができる。換算係数は通常 6.25（＝100÷16）を用いるが，各タンパク質のアミノ酸組成の違いから±10％程度の変動を示すので，別個に係数が求められている食品についてはその値を用いる（下表参照）。

食品名	換算係数
小麦（玄穀），大麦，ライ麦	5.83
小麦（粉），うどん，マカロニ，スパゲティ	5.70
米	5.95
アーモンド	5.18
落花生，ブラジルナッツ	5.46
栗，クルミ，ゴマ，その他のナッツ類	5.30
カボチャ，スイカ，ヒマワリの各種実	5.30
大豆，大豆製品	5.71
乳，乳製品，マーガリン	6.38

試料 食品

試薬 濃硫酸（H_2SO_4），分解促進剤（K_2SO_4，$CuSO_4・5H_2O$，$NaSeO_4$の混合物），30～40％水酸化ナトリウム（NaOH）溶液，2％ホウ酸溶液，0.02 M HCl 標準溶液，メチルレッド・メチレンブルー混合指示薬 ＜酸性；赤紫色，中性；無色，アルカリ性；緑色＞

ゲルダール分解装置

操作

＜試料の調製＞

① 試料を 50 mL 容分解フラスコに秤り取る（採取する試料質量は 0.5 g 以下が望ましい）。
② 分解促進剤 0.5 g と濃硫酸 5 mL を加えた後，ドラフト中で分解装置にセットして溶液が透明になるまで加熱する。
③ 分解終了後，放冷した溶液を 100 mL 容メスフラスコに移す。沈殿が見られるときは少量の水を加えて溶かした後（水を加えると発熱するので注意する），メスフラスコに移す。
④ 分解フラスコを何度も洗い込んだ後，水で定容とし，よく振

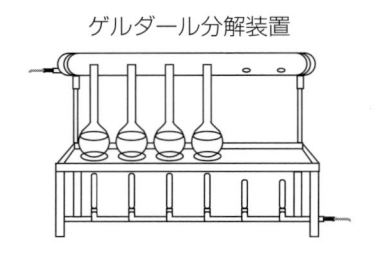

①分解フラスコに試料を秤り取る
↓
②分解促進剤 0.5 g と濃硫酸 5 mL を加え，ドラフト中の分解装置にセットする
↓
④分解後，メスフラスコに定容とする

り混ぜる。これを試料溶液として＜蒸留＞に用いる。

＜試料の蒸留＞

① 図のようなケルダール蒸留装置[*1]をセットする。

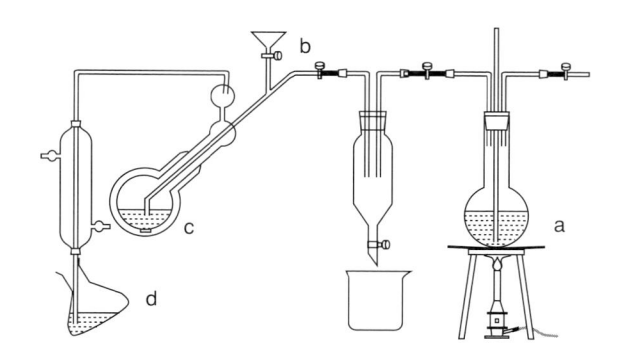

② フラスコaに水を入れ，沸騰石を加えて加熱沸騰させる。
③ 蒸留液の出口に2％ホウ酸溶液20 mLと指示薬2滴を入れた三角フラスコdを置く。
④ 試料溶液10〜25 mLをホールピペットでbから蒸留フラスコcに入れ，その後少量の水で洗う。
⑤ 試料溶液と同量程度（10〜25 mL）の30〜40％NaOH溶液をbから蒸留フラスコcに入れ，その後，少量の水で洗う。
⑥ フラスコaの水蒸気を蒸留フラスコcに導き入れて，蒸留を開始する（蒸留液が出てくると，三角フラスコdの溶液が赤紫色から緑色に変わることを確認する）。
⑦ 10〜15分間蒸留を行った後に三角フラスコdを外し，冷却管の先を水で洗い，洗液も三角フラスコdに取る。

＜蒸留液の滴定＞

① 三角フラスコdの内容液を0.02 M HCl標準溶液で滴定する。
② 溶液が無色〜わずかに赤色になったところを終点とする。滴定値から試料中の粗タンパク質量を求める。

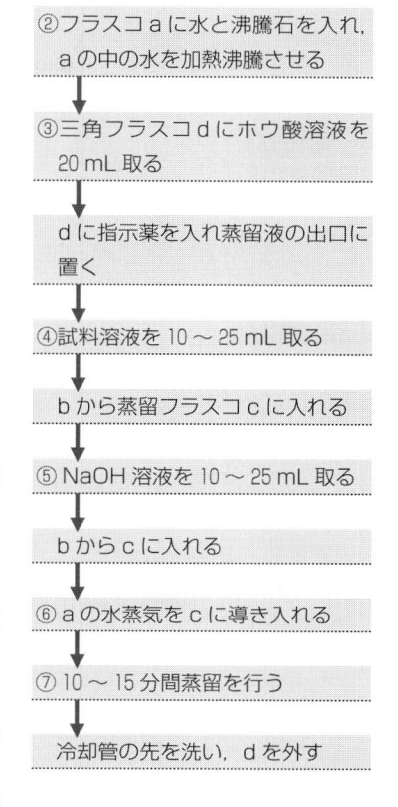

② フラスコaに水と沸騰石を入れ，aの中の水を加熱沸騰させる
↓
③ 三角フラスコdにホウ酸溶液を20 mL取る
↓
dに指示薬を入れ蒸留液の出口に置く
↓
④ 試料溶液を10〜25 mL取る
↓
bから蒸留フラスコcに入れる
↓
⑤ NaOH溶液を10〜25 mL取る
↓
bからcに入れる
↓
⑥ aの水蒸気をcに導き入れる
↓
⑦ 10〜15分間蒸留を行う
↓
冷却管の先を洗い，dを外す

① dをHCl標準溶液で滴定する
↓
② 無色〜微紅色を終点とする
↓
試料の粗タンパク質量を求める

計算

粗タンパク質量（％）

$$= 滴定値（mL）\times 0.28^{*2} \times F \times \frac{希釈液全量（mL）}{蒸留液量（mL）} \times 換算係数$$

$$\times \frac{1}{10^3} \times \frac{100}{試料質量（g）}$$

*2 0.02 M HCl標準液（F＝1.000）1 mLに相当するNの量（mg）

---

*1 **参考資料**
蒸留には自動化された装置が用いられることもある。〔ビュッヒ（株），柴田科学（株），ゲルハルトジャパン（株）のものなど。〕

Ⅳ 食品の主要成分の定量実験

実験 2 フェノール試薬法（ローリー法）による定量

フェノール試薬法は，フェノール試薬とタンパク質中の芳香族アミノ酸（トリプトファン，チロシン）に由来する呈色反応およびビウレット反応の複合法である。ローリー法とも呼ばれ，ケルダール法に比べて比較的操作が簡単で，感度も高いが，定量を妨害する物質が多いことが欠点である。

試料 卵白，牛乳，調整豆乳，スキムミルク

試薬 牛血清アルブミン標準溶液（25，50，75，100 μg/mL），0.1 M 水酸化ナトリウム（NaOH）溶液，10 % 炭酸ナトリウムの 0.5 M NaOH 溶液（試薬 A），0.5 % 硫酸銅の 1 % クエン酸ナトリウム溶液（試薬 B），フェノール試薬：リンモリブデン酸-リンタングステン酸溶液

操作

<試料の調製>

① 各試料は次のように秤り取る。
  卵白：0.1 g を目安に 50 mL 容ビーカーに秤り取り，水 1 mL と 0.1 M NaOH 溶液 3 滴を加え，ビーカーを静かに振り混ぜ，完全に溶解させる。
  牛乳，豆乳：0.25 g を目安にそれぞれ 50 mL 容ビーカーに秤り取る。
  スキムミルク：0.2 g を目安に 50 mL 容ビーカーに秤り取り，水 20 mL を加えてガラス棒で撹拌し，完全に溶解させる。

② 卵白と豆乳は 200 mL 容メスフラスコに，牛乳とスキムミルクは 100 mL 容のメスフラスコに移し，ビーカーを洗い込んだ後，水で定容とし，よく振り混ぜる。

③ スキムミルクについては，この液をさらに 10 倍に希釈する。すなわち，メスフラスコ中より 10 mL をホールピペットで別の 100 mL メスフラスコに取り，水で定容としてよく混合する。

<試料の調製>

10 mL 容の試薬 A と 1 mL 容の試薬 B の混液（試薬 C）の調製：
  100 mL 容ビーカーに試薬 A 20 mL，試薬 B 2 mL をホールピペットで取り，よく混ぜる。

フェノール試薬の 12 倍希釈液（試薬 D）の調製：
  100 mL 容ビーカーにフェノール試薬 3 mL をホールピペットで取り，水 33 mL をメスシリンダーで加え，よく混ぜる。

《注》なるべく使用直前に作ること。

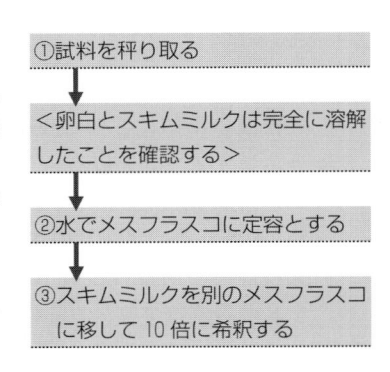

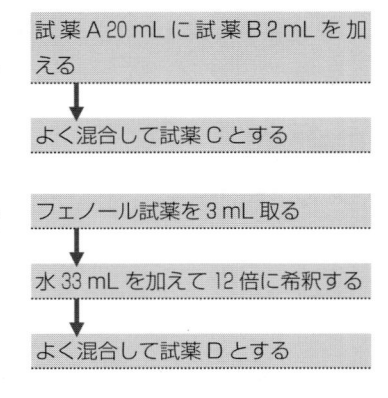

①試料を秤り取る
↓
<卵白とスキムミルクは完全に溶解したことを確認する>
↓
②水でメスフラスコに定容とする
↓
③スキムミルクを別のメスフラスコに移して 10 倍に希釈する

試薬 A 20 mL に試薬 B 2 mL を加える
↓
よく混合して試薬 C とする

フェノール試薬を 3 mL 取る
↓
水 33 mL を加えて 12 倍に希釈する
↓
よく混合して試薬 D とする

3．タンパク質の定量実験

<検量線の作成と試料の比色定量>
① 各濃度の牛血清アルブミン標準溶液，水（対照），調製した各試料溶液のそれぞれ 1 mL を試験管にホールピペットで取る。
② 試薬 C を 1 mL ずつホールピペットで加えて混合し 10 分間放置後，試薬 D を 3 mL ずつホールピペットですばやく加えて混合し，すぐに試験管ミキサーを用いて混合する。
③ 50℃の恒温槽で正確に 10 分間加熱した後，直ちに水で冷却する。
④ 波長 750 nm における吸光度を測定し，水を対照として牛血清アルブミン標準溶液の検量線を作成する。これを用いて各試料溶液のタンパク質濃度を牛血清アルブミン濃度として求め，各試料中のタンパク質量を計算する。

計算

卵白，牛乳，豆乳のタンパク質量（％）

$$\text{牛血清アルブミン濃度（μg/mL）} \times \text{希釈液全量（mL）} \times \frac{1}{10^{6*}} \times \frac{100}{\text{試料質量（g）}}$$

スキムミルクのタンパク質質量（％）

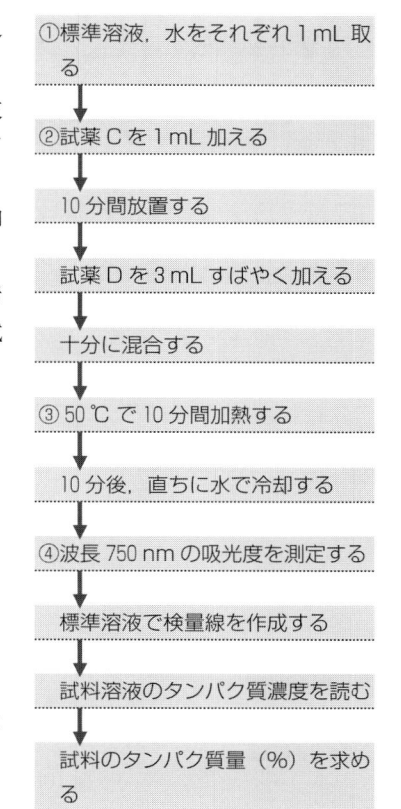

$$\text{牛血清アルブミン濃度（μg/mL）} \times \frac{100\ (\text{mL})}{10\ (\text{mL})} \times 100\ (\text{mL}) \times \frac{1}{10^{6*}} \times \frac{100}{\text{試料質量（g）}}$$

* $1\ \mu g = 1/10^3\ mg = 1/10^6\ g$

① 標準溶液，水をそれぞれ 1 mL 取る
↓
② 試薬 C を 1 mL 加える
↓
10 分間放置する
↓
試薬 D を 3 mL すばやく加える
↓
十分に混合する
↓
③ 50℃で 10 分間加熱する
↓
10 分後，直ちに水で冷却する
↓
④ 波長 750 nm の吸光度を測定する
↓
標準溶液で検量線を作成する
↓
試料溶液のタンパク質濃度を読む
↓
試料のタンパク質量（％）を求める

課題

18～29 歳女性の 1 日当たりのタンパク質推奨量を〔0.90 × 体重（kg）〕g とすると，1 日に必要なタンパク質の量は牛乳何 mL 分に相当するか，実験結果と自分の体重から計算してみよう（ただし，牛乳の比重は 1.03 とする）。

参考資料

タンパク質の比色定量には，市販のキットを用いる方法もある。この方法では，試料溶液（0.1 mL）に発色試薬（2.0 mL）を加えて反応（37℃，30 分間）させた後，波長 562 nm における吸光度を測定してタンパク質量を求める（検量線作成用の標準タンパク質には牛血清アルブミン溶液（10～80 μg/0.1 mL）を用いる）。
ケルダール法や比色定量法の他にも，次のようなタンパク質定量法が用いられている。
・紫外線吸収スペクトル法（芳香族アミノ酸の吸収スペクトルを利用する方法で，通常 280 nm が用いられる）
・色素結合法（特定のアミノ酸と定量的に結合する色素を利用するする方法）

Ⅳ 4 ビタミンの定量実験

実 験　ビタミンCの定量

　食品中のビタミンCは一般に還元型（L-アスコルビン酸，AsA）として存在するが，調理や貯蔵過程において容易に酸化され，酸化型（デヒドロアスコルビン酸，DHA）となる。よって，ビタミンCの定量には還元型と酸化型の総和を求める必要があるが，ここではインドフェノール法（下図の反応式を参照）を用いて簡便に還元型のみを定量する。なお，酸化型も含めた総ビタミンCの定量法にはヒドラジン法がある。

アスコルビン酸（還元型）　＋　2,6-ジクロルフェノールインドフェノール 赤色（酸化型）　→　デヒドロアスコルビン酸（酸化型）　＋　2,6-ジクロルフェノールインドフェノール 無色（還元型）

試　料　野菜（新鮮なダイコンなどをおろし金でおろしたもの），果実（レモン，ミカンなどの果汁），茶葉（コーヒーミルで粉砕したもの）など

試　薬　2％および5％メタリン酸，インドフェノール液（2,6-ジクロルフェノールインドフェノール100～200 mgをn-ブタノール100 mLに溶かし，ろ過後，使用時に水で25～100倍に希釈する），アスコルビン酸標準液（AsA結晶約5 mgを2％メタリン酸100 mLに溶かす），0.001/6 Mヨウ素酸カリウム液（ヨウ素酸カリウム357 mgを水に溶かし，100 mLとしたものを使用時に100倍に希釈する），6％ヨウ化カリウム（KI）液，1％デンプン液

器　具　褐色ミクロビュレット，三角フラスコ，ビーカー，ろ紙，海砂

操　作

＜アスコルビン酸標準液の濃度検定＞

① AsA標準液5 mLを50 mL容三角フラスコに取り，KI 0.5 mLとデンプン液2～3滴を加えて混合した後，ヨウ素酸カリウム液で滴定する。溶液が青色になったときを終点とする。

② AsA標準液の代わりに2％メタリン酸を用いて上記の操作を行い（ブランク），先の滴定値から差し引く（滴定値Ⅰ）。0.001/6 Mヨウ素酸カリウム液1 mLは0.088 mgのAsAに相当するので，標準液中のAsA量を計算により求める。

① AsA標準液5 mLにKI 0.5 mLとデンプン液2滴を加える
① 青色の呈色を終点としてヨウ素酸カリウムで滴定する
② 標準液中のAsA量を計算する

＜インドフェノール液の濃度検定＞

① インドフェノール液5 mL[*1]を50 mL容三角フラスコに取りAsA標準液で滴定する。インドフェノール液は滴定開始と同時に赤色になるが，滴定を続け，赤色が消えたときを終点とする。滴定は3分以内に終えるようにする。

② 滴定値（滴定値Ⅱ）よりインドフェノール液1 mLに相当するAsA量を求める。

① インドフェノール液5 mLをAsA標準液で滴定する
② 赤色の消失を終点とし，AsA相当量を計算する

4. ビタミンの定量実験

＜試料の調製＞

野菜や果実は1～5 gを100 mL容ビーカーに秤量し，2％メタリン酸を50 mL加えてよく混合した後，ろ過する。

茶葉は1～2 gを100 mL容ビーカーに秤量し，2％メタリン酸を50 mL加えて5分間撹拌抽出した後，ろ過する。

茶浸出液は茶葉1～2 gに熱湯を50 mL加えて1分間撹拌した後，ろ過し，ろ液25 mLを同量の5％メタリン酸と混合する。

（野菜，果実，茶葉）
試料1～5 gにし，2％メタリン酸を50 mL加えて抽出後，ろ過する

（茶浸出液）
茶葉1～2 gに熱湯50 mLを加えて，1分間撹拌抽出する
↓
ろ過後，25 mLを取り，同量の5％メタリン酸と混合する

＜試料の滴定＞

インドフェノール液5 mLを三角フラスコに取り，調製した各試料液をビュレットから滴下する[*2]。滴定は〈インドフェノール液の濃度検定〉と同様に行う（滴定値Ⅲ）。次式により各試料中の還元型ビタミンC量を求める。

インドフェノール液5 mLを各試料液で滴定する
↓
赤色の消失を終点とし，試料中の還元型ビタミンC量を計算する

計　算

$$\text{アスコルビン酸 A (mg\%)} = \text{滴定値Ⅰ} \times \frac{1}{5} \times 8.8$$

$$\genfrac{}{}{0pt}{}{\text{インドフェノール液1 mLに相当}}{\text{するアスコルビン酸量 B (mg)}} = \frac{\text{滴定値Ⅱ}}{5} \times A \times \frac{1}{100}$$

$$\text{試料の還元型ビタミンC (mg\%)} = \frac{A \times B}{\text{滴定値Ⅲ}} \times \text{試料液全量} \times \frac{100}{\text{試料質量}}$$

ただし，茶浸出液の場合は，試料質量を浸出液採取量（mL）とし，浸出液100 mL当たりの還元型ビタミンC量を求める。

課　題

(1) 野菜や果実などの試料は，常に新鮮なものを用意したほうがよいのはなぜか考えてみよう。
(2) 茶浸出液は，私たちが日頃飲んでいる"お茶"である。この茶浸出液のビタミンC量は茶葉に含まれるビタミンCの何％に当たるかを計算してみよう。

ポイント

*1 試料中のAsA含量が少ないときは，インドフェノール液の量を少なくする。また，濃度検定は実験を行う日毎に実施する。
*2 ビュレット内の試料液を替えるときは，次の試料液で共洗いしてから入れ替える。

Ⅳ 5 ミネラルの定量実験

　日本食品標準成分表に収載されているミネラルのうち，一日の摂取量が概ね 100 mg 以上となるものは，ナトリウム，カリウム，カルシウム，マグネシウムおよびリン，100 mg に満たないものは，鉄，亜鉛，銅およびマンガンである。測定にはリンを除き原子吸光法が用いられている。リンの測定にはバナドモリブデン酸吸光光度法またはモリブデンブルー吸光光度法が用いられている。

実験 1　灰分の定量

　灰分は，食品を 550 ℃ で加熱して，水分を除去し有機物を完全に燃焼させた残渣と定義される食品中のミネラルである。しかし，正確なミネラル量を示すものではなく，食品中の糖質の含量を求める際に差し引きする数値として利用されている。

試料　食品
器具　るつぼ，るつぼばさみ，電気炉，デシケーター，電子天秤

操作
① るつぼの恒量[*1]を求める。
② 試料（食品）を①のるつぼに正確に秤り取る（乾燥物[*2]として 2～5 g）。
③ るつぼを電気炉に入れ，最初はふたをずらして 150～200 ℃ 程度で煙が出なくなるまで燃焼させる。
④ 徐々に温度を上げ，550～600 ℃ で完全に灰化させる（5～10 時間）。
⑤ るつぼばさみを用いてるつぼをデシケーターに移す。
⑥ 室温になるまで放冷後（30 分後），質量を秤る。
⑦ 加熱，放冷の操作を繰り返して，恒量を求める。

計算

食品中の灰分（％）

$$= \frac{\text{灰化後の［るつぼ＋試料］の質量} - \text{るつぼの質量}}{\text{試料採取量}} \times 100$$

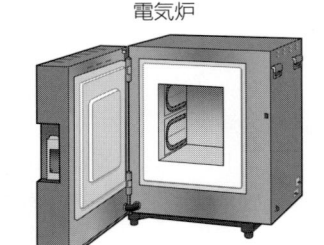

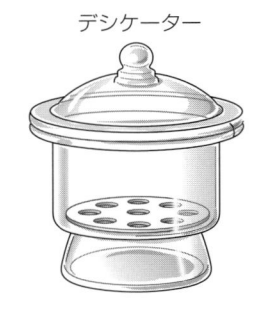

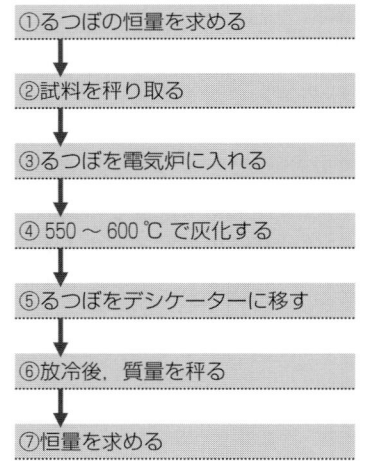

[*1] **基礎知識**　恒量
　電気炉での一定時間の加熱（550～600 ℃），デシケーター中での放冷および秤量を繰り返し，測定値が一定となったときの質量を恒量という。

[*2] **ポイント**
　液体試料の灰分を定量するときは，試料をるつぼに取ってから電気炉に入れる前に，湯浴上で蒸発乾固させておく。

5．ミネラルの定量実験

実験 2 バナドモリブデン酸法による食品中のリン（P）の定量

食品中のPの定量では，試料を灰化して，無機型リン酸とタンパク質や脂質と結合した有機型リン酸を合わせて定量するのが普通である。ここでは簡便のために，有機型リン酸の少ない食品を選び，食品を灰化せずにPの定量を行う。バナドモリブデン酸法は，Pとバナドモリブデン酸が反応すると黄色のリンバナドモリブデン酸を生じることを利用した比色定量法である。

試料 清酒，ワイン

試薬 リン標準液（KH_2PO_4 の 10, 20, 30 μg/mL 溶液），0.25 % メタバナジウム酸アンモニウム硝酸溶液と 5 % モリブデン酸アンモニウム溶液の混液（発色試薬）

操作

＜検量線の作成＞
① 水（対照）および各濃度のリン標準液 10 mL をそれぞれ 25 mL 容メスフラスコにホールピペットで取る。
② 発色試薬を 10 mL ずつホールピペットで加えて混合した後，水で定容とし，よく振り混ぜる。
③ 10 分間放置して発色させた後，波長 440 nm における吸光度を測定し，水を対照として，リン標準液の検量線を作成する。

＜試料の調製＞
① 試料は 10 g を目安にして 50 mL 容ビーカーに秤り取る。このとき，正確な試料質量を記録しておく。
② 各試料を 50 mL 容メスフラスコに移し，ビーカーを洗い込んだ後，水で定容とし，よく振り混ぜて試料液とする。

＜試料の比色定量＞
① 各試料溶液 10 mL をそれぞれ 25 mL 容メスフラスコにホールピペットで取る。
② 先と同様に発色試薬を加えた後，水で定容とし，よく振り混ぜる。
③ 10 分間放置して発色させた後，先と同様に吸光度を測定する。
④ 検量線よりリン濃度を求め，試料中のPの量を計算する。

①リン標準液を 10 mL 取る
↓
②発色試薬を 10 mL 加える
↓
水を加えて定容（25 mL）とする
↓
③10 分間放置。波長 440 nm の吸光度を測定し，検量線を作成する

①試料 10 g を秤り取る
↓
標準液と同じ操作をする

①試料を 10 mL 取る
↓
標準液と同じ操作をする

計算

試料中のP量（mg/100 g）

$$= リン濃度（μg/mL）× 試料液全量（mL）× \frac{1^*}{10^3} × \frac{100}{試料質量（g）}$$

* $1 \text{ mg} = 1000 \text{ μg} = 10^3 \text{ μg}$

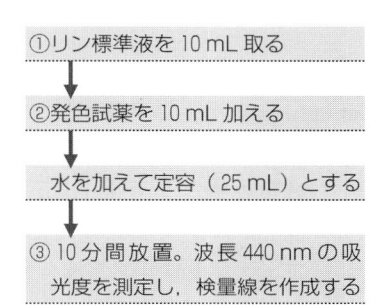

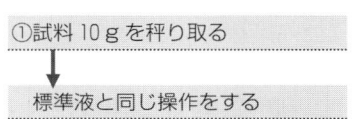

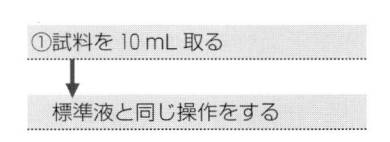

ポイント

一般的な食品の場合は，以下のように試料液を調製する。試料をるつぼに秤り取って電気炉などを用いて灰化する。放冷後，るつぼ中の灰分に希塩酸（塩酸を水で 4 倍希釈）を加えて，よく撹拌してから湯浴上で蒸発乾固する。さらに，るつぼに少量の希塩酸（塩酸を水で 4 倍希釈）とその倍量の水を加え，時々撹拌しながら湯浴上で十分に灰分を溶かしてから，ろ過する。ろ液は適当なメスフラスコに取り，水を加えて定容とした後，試料液として用いる。

Ⅳ　食品の主要成分の定量実験

実験 3　オルトフェナントロリン法*による鉄の定量

　鉄の定量には，現在は原子吸光法やICP法や吸光度法があるが，ここではオルトフェナントロリン法*で測定する。酸性溶液にヒドロキノンなどの還元剤を加え，Fe^{3+}をFe^{2+}に還元し，オルトフェナントロリン溶液を加えたのち，クエン酸ナトリウムでpHを3.5～4.0に調整し，発色した赤橙色のFe錯化合物の吸光度を測定することにより求める。

$$Fe^{2+} + 3C_{12}H_7N_2 \rightarrow (C_{12}H_8N_2)Fe^{3+}$$

試料　鉄含有飲料

試薬　鉄標準液（0.702 g 硫酸第一鉄アンモニウムを1％HClで100 mLとする。この溶液は1000 μgとなるので40倍希釈し用いる），0.25％フェナントロリン溶液，1％ヒドロキノン溶液（用事調製），6.25％クエン酸ナトリウム溶液を使用まで冷暗所に保存し，用事4倍希釈して用いる。

器具　メスフラスコ，ホールピペット，メスピペット，分光光度計

操作

＜検量線の作成＞

① 鉄標準液（25 μg/mL）の2.0，4.0，6.0，8.0 mLをそれぞれ50 mL容メスフラスコに取り，ヒドロキノン溶液1.0 mLとフェナントロリン溶液2.0 mL加える。これらはそれぞれFeとして50，100，150，200 μgに相当した濃度色調になる。

② pHを3.5に調節するため，それぞれにクエン酸ナトリウム溶液を1.5，3.0，4.5，6.0 mL加えた後で定容としてよく振り混ぜ，約30分間*放置する。

③ 色が安定した時点で水を対照として，波長510 nmでの吸光度を測定し，検量線を作成する。

＜試料の比色定量＞

① 試料溶液は2.0 mLをホールピペットで50 mL容三角フラスコに入れ，pHが3.5～4.0であることを確認する。

② 試料溶液2.0 mLをホールピペットで50 mL容メスフラスコに入れ，これにヒドロキノン溶液1.0 mLとフェナントロリン溶液2.0 mLを加えて発色させ，水で定容とし，よく振り混ぜて約30分間放置しておく（これを試料測定値とする）。

③ 次に50 mL容メスフラスコに試料を2.0 mL入れ，水で定容とする（これを試料ブランク値とする）。

④ 色が安定した時点で水を対照として，波長510 nmでの吸光度を測定する。

⑤ 先に作成した検量線から試料溶液中のFe量を求める。

---

①鉄標準液を2.0～8.0 mL入れる

↓

①ヒドロキノン溶液1.0 mLとフェナントロリン溶液2.0 mLを加える

↓

②それぞれにクエン酸ナトリウム溶液を入れ，50 mLにし，30分置く

↓

③吸光度を測定し，検量線を作成する

---

①試料溶液のpHが3.5～4.0であることを確認する

↓

②試料溶液2.0 mLにヒドロキノン溶液1.0 mLとフェナントロリン溶液2.0 mLを加えて発色させる（試料溶液）

↓

③試料を2.0 mL入れ，水で定容とする（試料ブランク）

↓

④試料溶液と試料ブランクの吸光度を測定する

計　算

$$\text{試料中の鉄含有量（mg/1本）} = \frac{B}{1,000} \times \frac{\text{試料全体量}}{\text{試料採取量}}$$

A＝試料測定値－試料ブランク値
B：Aより検量線から求めたFeの濃度（μg）
試料全体量：びんの表示
試料採取量：ホールピペットでの試料採取量

課　題

日本食品標準成分表より，コマツナ，ホウレンソウ，精白米，卵，牛肉，レバーの鉄量を調べて比較してみよう。

＊ポイント　オルトフェナントロリン法

・試料溶液中に多量の食塩や塩類が共存し，原子吸光測定ができないものも本法を適用できる。
・食品中のミネラルを測定する場合，乾式灰化や湿式灰化を行ってから1％塩酸溶液に溶解させ，クエン酸ナトリウムでpH 3.5～4に調整後測定を行うが，ジュース類の鉄を測定する場合は，水道水中の鉄と同様にそのまま測定することが可能である。
・試薬の安定には1時間とある実験書がほとんどであるが，試薬を入れる順番を間違えなければ20分後位から安定してくるので30分置いておけば，学生実験では問題ない。

Ⅳ　食品の主要成分の定量実験

Ⅳ　6　水分の定量実験

　食品の水分の定量には，乾燥法，蒸留法，電気水分計法，近赤外分光吸収法など多くの方法があるが，測定方法が異なると測定結果も異なるので，測定条件を明記することが必要である。一般的には常圧加熱乾燥法が用いられるが，これは常圧下で一定温度で試料を加熱乾燥して，減少した質量を水分量とみなす方法である。

試　料　　上新粉，はったい粉など
器　具　　乾燥器，高精度電子天秤，秤量びん，るつぼはさみ，薬包紙，デシケーター（底にシリカゲルを入れたもの）

操　作
① 135℃に調節した乾燥器に，番号を控えた秤量びんをるつぼはさみを用いて入れ，ふたを開けた状態でふたと共に1時間加熱する。
② 加熱後ふたをしてデシケーターに移し30分間放冷したのち直示天秤で秤量する（Ag）。
③ 薬包紙に約2gの試料を秤量し，秤量の済んだ秤量びんに入れ，再び直示天秤で秤量する（Bg）。
④ これを乾燥器にふたを開けた状態で入れ，2時間加熱する。
⑤ 加熱後ふたをしてデシケーターに移す。
　・・・・1週間静置・・・・
⑥ 秤量びんを乾燥器に入れ，ふたを開けて1時間加熱する。
⑦ 加熱後ふたをしてデシケーターに移し，30分放冷後直示天秤で秤量する（Cg）。

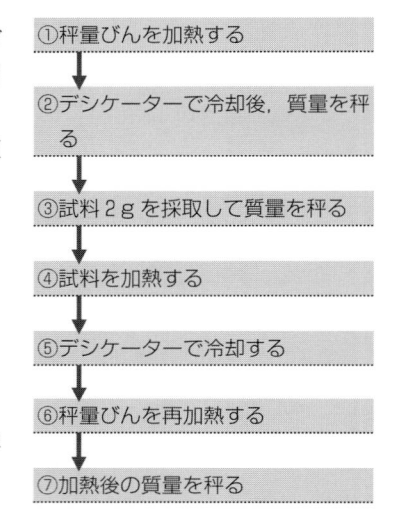

①秤量びんを加熱する
↓
②デシケーターで冷却後，質量を秤る
↓
③試料2gを採取して質量を秤る
↓
④試料を加熱する
↓
⑤デシケーターで冷却する
↓
⑥秤量びんを再加熱する
↓
⑦加熱後の質量を秤る

計　算

$$試料の水分（\%）= \frac{水分質量（B-C）}{試料質量（B-A）} \times 100$$

課　題
実験に用いた試料の水分量を日本食品標準成分表に記載されている数値と比較してみよう。

参考資料　主要食品の水分含量（%）

穀類	13～15	豆腐	88～90	牛乳	89
豆	13～16	味噌	45～50	野菜	90～96
パン	30～37	魚	70～80	果実	76～89
うどん	72	肉	60～70		
飯	65	鶏卵	75		

Ⅴ　食品の嗜好的品質に関する実験

Ⅴ 1 酸度測定（中和滴定）

酸と塩基が反応して塩と水を生ずる反応を中和反応といい，この反応を利用する滴定法を中和滴定という。中和反応は当量点付近でpHの急激な変化が起こる。そこで，反応のpH飛躍限域内で鋭敏に変色するような指示薬を選び，滴定の終点を判別しなければならない。

中和滴定の種類	pH 飛躍限域	指示薬の例（pH 変色域）
弱酸－強塩基	7.0～11.0	フェノールフタレイン（8.2～10.0），メチルオレンジ（3.1～4.4）

食品中に含まれる有機酸はいずれも弱酸であるので，強塩基（NaOHなど）で滴定する場合は専らフェノールフタレイン指示薬（p 31 参照）を用いればよい。

試料
実験1）食酢（穀物酢，米酢，リンゴ酢など），レモン果汁（市販品）
実験2）リンゴジュース（果汁10～100％を数種）

試薬
0.1 M 水酸化ナトリウム（NaOH）標準溶液，0.1％ フェノールフタレイン指示薬

器具
ホールピペット，100 mL 容メスフラスコ，ビュレット，三角フラスコ，比重計

実験 1　食酢中の酢酸の定量とレモン果汁（市販品）中のクエン酸の定量

調味料の中でも隠し味として貴重な食酢の主成分は酢酸である。中和滴定により有機酸として定量し，酢酸相当の重量％濃度(酸度)に換算する。

操作
① 食酢およびレモン果汁（市販品）の比重を比重計か比重びんで測る。
② その食酢10 mLをホールピペットで100 mL容メスフラスコに取り，水を標線まで満たしたのち栓をしてよく倒立混合する。
③ 希釈液10 mLをホールピペットで三角フラスコに入れる。さらにフェノールフタレイン指示薬を2～3滴加える。
④ 0.1 M NaOH標準溶液（F＝？）をビュレットに入れ，目盛を合わせたのちコックを開いて滴定を開始する。
⑤ 終点は無色から微赤色になった点とし，ビュレットの目盛を

①食酢およびレモン果汁（市販品）の比重を測る
↓
②食酢およびレモン果汁（市販品）を正しく10倍に希釈する
（10 mL→100 mL）
↓
③希釈液の10 mLを三角フラスコに入れ，指示薬を2～3滴加える
↓
④塩基の標準溶液をビュレットに入れ，滴定を始める
↓
⑤終点（微赤色）を判別して滴定を終え，滴定値を読み取る

ポイント　滴定
・滴定の終点は，標準溶液1～2滴の添加で指示薬が変色する点を見つける。
・1つの試料について，滴定は少なくとも3回は行って滴定値（平均）を求める。その際，かけ離れた滴定値はカットし，再度滴定を行う。
・滴定値は，ビュレットの最小目盛の1/10（50 mL容の場合は小数点以下2桁）まで読み取る。
・FはFactor（力価）といい，標準溶液のラベルに表示されている1前後の値である。

滴定値
(10.34 mL)＊カット
9.47 mL
9.53 mL
(8.81 mL)＊カット
9.36 mL
平均：9.45 mL

1．酸度測定（中和滴定）

読んで差し引きの値を滴定値とする。

実験 2 リンゴジュース中のリンゴ酸の定量

調味料と違って直接飲用するリンゴジュース中の有機酸を定量し，主成分であるリンゴ酸相当の酸度で表す。その際，果汁の含有量（％）の異なる試料を用いて酸度を比較する。

操作

① リンゴジュースの比重を比重計か比重びんにより測る。
② リンゴジュース 10 mL をそのままホールピペットで三角フラスコに取り，フェノールフタレイン指示薬を 4～5 滴加える。
③ 0.1 M NaOH 標準溶液（F＝？）で滴定し，リンゴジュースの色が微赤色になった点を終点とする。
 《注》試料液が褐色の場合はその色が少し赤みを帯びた点。
④ 滴定値を読み取る。

① リンゴジュースの比重を測る
↓
② リンゴジュースの 10 mL を三角フラスコに入れ，指示薬 4～5 滴を加える
↓
③ 塩基の標準溶液で滴定する
↓
④ 終点（微赤色）を判別し，滴定値を読み取る

計算

＜実験 1 および 2＞

① 滴定の実験結果に基づき，公式[*1]に当てはめて試料液中の測ろうとする成分 A のモル濃度（m）を求める。

$$m = \frac{b \times M' \times F \times V}{a \times v} = \frac{1 \times 0.1 \times F \times 滴定値}{a^{*2} \times 10}$$

② 試料液の比重を d，希釈倍数を y[*3]，成分 A のモル質量[*2] を x g とすると求める成分 A のモル濃度（m）を重量％濃度（W％）に変換する式は次のように表される。

$$W（\%） = \frac{m \times x \times y}{1{,}000 \times d} \times 100$$

［① と ② の計算の過程を 1 つにまとめて表すと次式のようになる。

$$W（\%） = \frac{0.00001 \times F \times 滴定値 \times x \times y}{a \times d} \times 100$$ ］

*1 ＜p.30 定量分析＞を参照。

*2 実験1 酢酸：モル質量＝60，一価の酸（a＝1）

 実験2 リンゴ酸：モル質量＝134，二価の酸（a＝2）

*3 実験1 y＝10
 実験2 y＝1

課題

(1) 食酢には酸度がラベルに表示されているので，実験値と一致するか否かを確認してみよう（誤差[*4] は何％になるか？）。
(2) 食酢とレモン果汁（市販品）の酸度を比較してみよう。
(3) 調味料である食酢と直接飲用するジュースとの酸度を比較してみよう。
(4) 果汁の含有量（％）の異なるジュース中の酸度を比較してみよう（果汁の％とその酸度は比例するか？）。さらに，原材料表示から果汁以外に酸度に関わる成分の有無を考えてみよう。

*4 誤差（％）＝〔（実験値－表示値）／表示値〕×100

ポイント

・オレンジジュースやグレープジュースなどの色の濃い試料は滴定の終点が判別しにくいのでこの実験には向かない。
・レモンやグレープフルーツを試料として用いる場合は，その酸味の主成分はクエン酸（モル質量＝192，三価の酸）であり，牛乳や乳酸飲料のそれは乳酸（モル質量＝90，一価の酸）である。

V 食品の嗜好的品質に関する実験

V 2 塩分の定量（沈殿滴定）

　沈殿滴定とは，終点で沈殿が生成する，または一度できた沈殿が消失することを利用する滴定法で，指示薬を用いる方法や電気的方法がある。前者の代表的な例に，硝酸銀（$AgNO_3$）による塩素イオン（Cl^-）の定量がある。

$$AgNO_3 + NaCl \rightarrow AgCl + NaNO_3$$

　この滴定にはクロム酸カリウム（K_2CrO_4）指示薬（黄色）が使われ，モール法と呼ばれている。この反応は，Cl^- と CrO_4^{2-} とが共存する溶液に Ag^+ を加えると，白色の塩化銀（$AgCl$）と赤色のクロム酸銀（Ag_2CrO_4）の沈殿が生成する。しかし，両反応物の溶解度の差により，クロム酸銀の沈殿は遊離の Cl^- が存在する間は，直ちに塩化銀とアルカリクロム酸とに分解してしまう。

$$Ag_2CrO_4 + 2\,NaCl \rightarrow 2\,AgCl + Na_2CrO_4$$

　従って反応液中では，まず白色の塩化銀が沈殿し，同時に生成する赤色のクロム酸銀は，全ての塩素イオンが沈殿し終えた時に初めて安定な状態で沈殿する。そこで，この赤色の消えない所を終点とすれば，塩素イオン（塩分）が定量できる。但し，確認できる終点の色は，指示薬の黄色が混ざるので黄褐色となる。また，理論的にも等量点を少しオーバーするので，空試験を行うのが望ましい。

試料
実験1）濃口醤油，薄口醤油，減塩醤油など
実験2）合わせ味噌，白味噌，減塩（低塩）味噌など

試薬・器具
0.02 M 硝酸銀（$AgNO_3$）標準溶液，10 % クロム酸カリウム（K_2CrO_4）指示薬（黄色）
ホールピペット，100 mL 容メスフラスコ，駒込ピペット，褐色ビュレット，三角フラスコ，電子上皿天秤，時計皿，ビーカー，セラミック付き金網，三脚，ガスバーナー，比重計

実験 1 醤油中の塩分の定量

操作
① 醤油の比重を比重計で測る。
② 醤油 1 mL をホールピペットで 100 mL 容メスフラスコに取り，一定容とする（100 倍希釈液を作る）。
③ この希釈液 5 mL をホールピペットで三角フラスコに入れ，指示薬として 10 % K_2CrO_4 溶液を駒込ピペットで 1 mL 加える。
④ 0.02 M $AgNO_3$ 標準溶液（F=？）を褐色ビュレットに入れて滴定し，茶褐色が認められる点を終点とする（滴定値 A）。
⑤ 滴定終点時④と同じ容積の水を別の三角フラスコに取り，10 % K_2CrO_4 液を 1 mL 加えて，上記と同じ $AgNO_3$ 標準溶液で滴定する（これを「対照」という）。④の滴定値からこの対照の値（滴定値 B）を差し引き，真の滴定値とする。

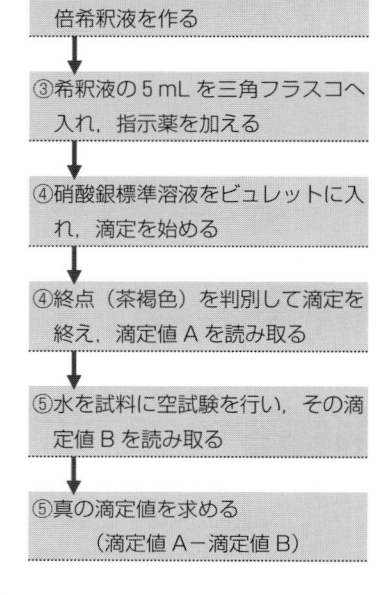

①② 醤油の比重を測り，醤油の 100 倍希釈液を作る
↓
③ 希釈液の 5 mL を三角フラスコへ入れ，指示薬を加える
↓
④ 硝酸銀標準溶液をビュレットに入れ，滴定を始める
↓
④ 終点（茶褐色）を判別して滴定を終え，滴定値 A を読み取る
↓
⑤ 水を試料に空試験を行い，その滴定値 B を読み取る
↓
⑤ 真の滴定値を求める
　（滴定値 A－滴定値 B）

2. 塩分の定量（沈殿滴定）

実験 2 味噌中の塩分の定量

操作
① 味噌 2 g を時計皿に正しく秤量する（精秤する）。
② 適当量の水を加え、ガラス棒で味噌をよく砕き、ビーカーに洗い込む（定量的に移しかえる）。
③ さらに水を加えて約 150 mL とし、セラミック付き金網上で加熱する。
④ 約 30 分間沸騰を持続させたのち冷却し、200 mL 容メスフラスコに定量的に移して一定容積とする。
⑤ この希釈液をろ過し、ろ液 10 mL をホールピペットで三角フラスコに入れ、10 % K_2CrO_4 液 1 mL を指示薬として $AgNO_3$ 標準溶液で滴定する。茶褐色の沈殿が認められる点が終点である。
⑥〔実験 1〕と同様に空試験を行い、真の滴定値を出す。

フローチャート：
① 味噌 2 g を秤量する
② 水でビーカーに定量的に洗い込む（約 150 mL）
③ 金網法で 30 分沸騰を持続させる
④ 冷却後、200 mL 容メスフラスコに定量的に移して一定容積にする
⑤ この希釈液をろ過する
⑤ ろ液の 10 mL を用いて滴定する
⑥ 水で空試験を行う
⑥ 真の滴定値を求める

計算（NaCl：モル質量＝58.5 g）
① 醤油の場合：中和滴定の場合と同様の計算（p.69 参照）で求められる。ただし、今回の醤油の場合は試料溶液として 100 倍希釈液を 5 mL 用いた。真の滴定値を V、醤油の比重を d とすると、求める醤油中の塩分濃度（NaCl の質量％濃度：W％）は次式で表される。

$$W(\%) = \frac{0.00002 \times F \times 58.5 \times V \times (100/5)}{1 \times d} \times 100$$

② 味噌の場合：固形物としての試料を S g 精秤し、溶かして 200 mL の一定容積にした。この希釈液 10 mL を用いて滴定した。真の滴定値を V とすると、求める試料中の塩分濃度（W％）は次式で表される。

$$W(\%) = \frac{0.00002 \times F \times 58.5 \times V \times (200/10)}{S} \times 100$$

課題
(1) 醤油どうしあるいは味噌どうしで塩分濃度の高低を比較してみよう。特に"減塩"ないしは"低塩"表示の商品の塩分濃度に注目すると共に、"塩分○％カット"の真意を確認してみよう。
(2) 実験で求めた塩分濃度（実験値：100 g 当たりの NaCl の g 数＝塩分量）と、各商品に記載されている食塩相当量（表示値）との誤差が±5％以上の場合には、その原因を考えてみよう*。

***参考資料** 本法での塩分量（実験値）と市販品の食塩相当量（表示値）との乖離

両者は同じ NaCl 量を表しているのであるが、前者が Cl^- 量からの換算値であるのに対して、後者は Na 量からの換算値である。試料中の成分のほぼ 100 ％ 近くが NaCl であれば、両者の値に大きな差は生まれない。しかし、試料中に NaCl 以外の Na^+ や Cl^- を含む成分が実験的に無視できない量含まれる場合には、その量に比例して、両者の値に明らかに乖離が認められる。例えば、減塩醤油（K 社）は－15 ％ 程度の誤差を示すし、塩分 50 ％ カットを謳う食塩（NaCl の約半分を KCl で置き換え）では、＋90 ％ もの誤差を示すことになる。従ってこれは単なる実験ミスによる誤差ではない。

V 食品の嗜好的品質に関する実験

V 3 緑茶のタンニンの定量

　タンニンは果実，野菜，茶など植物界に広く分布しており，渋味を与え，褐変の原因にもなるポリフェノール化合物の総称である。化学構造は存在する植物により様々であるが，茶葉中のタンニンは，主に，没食子酸が結合したカテキン，ガロカテキンである。ここでは緑茶に含まれるタンニンを酒石酸鉄との呈色反応により比色定量する（本法は紅茶タンニンには適用できない）。

試料 煎茶，玉露などの茶葉，緑茶飲料

試薬 没食子酸エチル標準溶液（25，50，75，100 μg*/mL），酒石酸鉄試薬：0.5 % 酒石酸カリウムナトリウム－0.1 % 硫酸鉄（Ⅱ）溶液，リン酸緩衝液（pH 7.5）
　* 1 μg = $1/10^3$ mg = $1/10^6$ g

器具 メスフラスコ，ホールピペット，分光光度計

操作

<検量線の作成>
① 各濃度の没食子酸エチル標準溶液または水（対照）10 mL をそれぞれ 50 mL 容メスフラスコにホールピペットで取る。
② 酒石酸鉄試薬を 10 mL ずつホールピペットで加えた後，緩衝液を加えて定容とし，よく振り混ぜる。
③ 5 分以上放置して発色させる。
④ 波長 540 nm における吸光度を測定し，没食子酸エチル標準溶液の検量線を作成する。

①水と標準溶液を 10 mL 取る
↓
②酒石酸鉄試薬を 10 mL 加え，リン酸緩衝液で定容とする
↓
③5 分以上放置し，吸光度を測定する
↓
④検量線を作成する

<試料の調製>
① 急須に煎茶 2～3 g と約 90 ℃ の湯を 150 mL 加えて混合する。1 分後，急須から茶浸出液をビーカーに出して冷却する。同様に，玉露 2～3 g と約 60 ℃ の湯を 150 mL 加えて混合し，2～3 分後，急須から茶浸出液をビーカーに出して冷却する。
② ひだ折りろ紙でろ過し，ガラス棒でろ液をよく混ぜる。ろ液 5 mL を 50 mL 容メスフラスコにホールピペットで取り，水を加えて定容とし，よく振り混ぜて試料溶液とする。

①茶に湯を加えて浸出液を得る
↓
②ろ過し，ろ液 5 mL を取って定容とする

基礎知識 没食子酸エチル，カテキン，ガロカテキンの構造

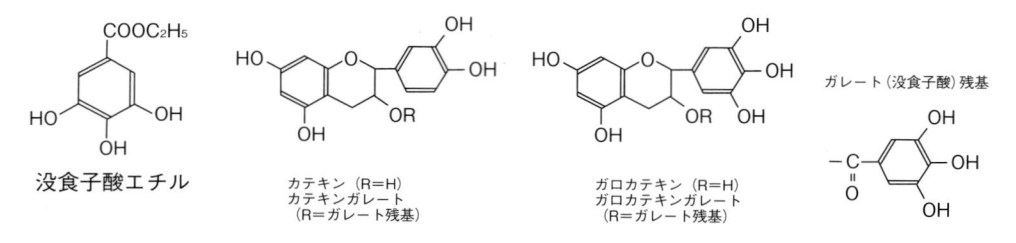

没食子酸エチル

カテキン (R=H)
カテキンガレート (R=ガレート残基)

ガロカテキン (R=H)
ガロカテキンガレート (R=ガレート残基)

ガレート（没食子酸）残基

③ 緑茶飲料は，5 mL を 50 mL 容メスフラスコにホールピペットで取り，水を加えて定容とし，よく振り混ぜて試料溶液とする（タンニン濃度の高い試料では 100 mL 容メスフラスコを用い，試料溶液全量を 100 mL とする）。

③緑茶飲料 5 mL を取って，10～20 倍に希釈する

＜試料の比色定量＞
① 各試料溶液 10 mL をそれぞれ 50 mL 容メスフラスコにホールピペットで取り，先と同様に酒石酸試薬を加えた後，緩衝液で定容とし，発色させる。
② 先と同様に吸光度を測定し，検量線より没食子酸エチル濃度を求め，各緑茶中のタンニン量を計算する。

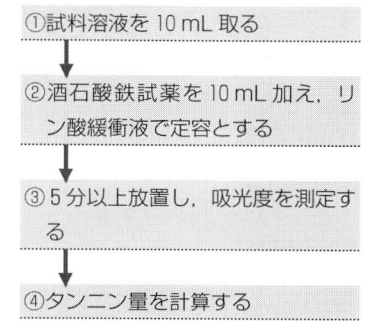

①試料溶液を 10 mL 取る
↓
②酒石酸鉄試薬を 10 mL 加え，リン酸緩衝液で定容とする
↓
③5 分以上放置し，吸光度を測定する
↓
④タンニン量を計算する

計　算

緑茶中のタンニン量（％）＝ 没食子酸エチル濃度 × 1.5^{*1} × 50^{*2} × $\dfrac{1}{10^6}$ × $\dfrac{100}{5}$

*1　1 μg/mL 濃度の没食子酸エチル溶液と 1.5 μg/mL 濃度の緑茶タンニン抽出液は同程度に発色するため，没食子酸エチル濃度を 1.5 倍にする。
*2　試料溶液全量を 100 mL とした場合は 100 とする。

課　題

(1) 煎茶，玉露，緑茶飲料のタンニン濃度を比較してみよう。
(2) 1 煎目を入れた後の煎茶に，同量の湯を加えて 2 ～ 4 煎目を調製し，各タンニン濃度を比較してみよう。

基礎知識

茶には様々な呈味成分が含まれており，それらが一体となって独特の味わいを生んでいる。茶の呈味成分には，旨味としてテアニン，苦味としてカフェイン，渋味としてカテキンがある。また，緑茶の製造過程では酸化酵素の働きを止めてしまうが，紅茶の製造過程では十分に酸化酵素を働かせてカテキンを酸化し，赤色のテアフラビンを生成させている。

ポイント

煎茶（茶葉）に含まれるタンニンを定量する場合は，粉末にした茶葉（0.1 g）に熱湯 50 mL を加え，80 ℃ 以上の湯浴で 30 分間加熱後，ろ過し，200 mL 容メスフラスコで定容とした溶液を試料とする。

V 食品の嗜好的品質に関する実験

V 4 カフェインの分離・確認

　非アルコール飲料は，炭酸飲料，果実飲料，ミネラルウオーター，茶系飲料，コーヒー飲料などに分類されており，コーラやサイダーなどは炭酸飲料である。カフェインは，コーラのほかに茶，コーヒー，ココアなどに含まれる苦味成分で，覚醒作用や利尿作用などを示す。ここでは，カフェインの分離が簡便なコーラを用い，カフェインの化学的性質を利用して分離と確認を行う。

試　料	コーラ
試　薬	クロロホルム，エタノール，無水硫酸ナトリウム，カフェイン標準品，ドラーゲンドルフ試薬*，3％過酸化水素水（H_2O_2），2 M HCl，2 M アンモニア水
器　具	500 mL 容三角フラスコ，50 mL 容三角フラスコ，100 mL 容分液ロート，ロート，ロート台，薬さじ，ろ紙，50 mL 容ナスフラスコ，エバポレーター，シリカゲル塗布薄層板，小型展開槽，ピンセット，ドライヤー，駒込ピペット，毛細管，噴霧器，二連球，紫外線ランプ，蒸発皿，るつぼばさみ，ガスバーナー，セラミック付き金網，三脚

実験 1　コーラからのカフェインの分離

操作

① コーラ 150 mL を 500 mL 容三角フラスコに入れ，よく振って脱気した後，一晩放置し炭酸ガスを抜く。
② 炭酸ガスを脱気したコーラ 100 mL を 50 mL ずつ分けて 100 mL 容分液ロートに移す。
③ クロロホルムを 20 mL 加えて抽出する。
　《注意》炭酸ガスがまだ含まれているので，分液ロートはゆっくり振るだけでよい。コーラとクロロホルムが分離しない場合は，クロロホルムをさらに加えて振ると分離する。
④ 抽出液は 50 mL 容三角フラスコに移し，無水硫酸ナトリウムを薬さじで 3 杯加えて 30 分放置する。
⑤ 抽出液はろ紙でろ過し，得られたろ液は 50 mL 容ナスフラスコに入れる。
⑥ ろ液をエバポレーターで濃縮乾固させ，粗カフェインを得る。
　《注意》ナスフラスコの底に無色の結晶が残り，嗅ぐと香りがするが，これはコーラに含まれる香料によるもので，カフェイン自体は無臭である。

①コーラ 150 mL を脱気した後，一晩放置する
↓
②コーラ 50 mL を 100 mL 容分液ロートに移す
↓
③クロロホルムを 20 mL 加えて抽出する
↓
④抽出液に無水硫酸ナトリウムを加える
↓
⑤抽出液をろ過し，50 mL 容ナスフラスコに入れる
↓
⑥ろ液を濃縮乾固し，粗カフェインを得る

実験 2　カフェインの確認

1）薄層クロマトグラフィーによるカフェインの検出

　コーラから分離したカフェインを確認するために薄層クロマトグラフィーを行う。

操作

① コーラから分離した粗カフェインとカフェイン標準品をそれぞれ 5 mg ずつアセトン 0.5 mL で溶かし，毛細管で薄層板の所定の位置に塗布する。

①粗カフェインとカフェイン標準品を薄層板に塗布する
↓

4．カフェインの分離・確認

② 展開溶媒としてクロロホルム－エタノール（95：5, v/v）溶液 10 mL を展開槽に入れ，直ちに密閉する。
③ 試料を塗布した薄層板は，展開槽のふたを開きピンセットを用いて展開溶媒に浸けたら，ふたをすばやく閉める。展開溶媒は薄層板の下端から徐々に浸透していき，薄層板の上端近くまで来たら展開溶媒の浸透先端に鉛筆で印を付けてから取り出し，風乾する。
④ スポットの確認(1)：紫外線ランプで薄層板全体に紫外線（254 nm）を当てると，楕円形のスポットとして検出される。
スポットの確認(2)：薄層板全体に発色剤（ドラーゲンドルフ試薬）を噴霧してしばらく放置すると，カフェインは赤褐色のスポットとして現れる。
⑤ 同定：現れたスポットの中心に鉛筆で印を付け，原点とそれぞれのスポットとの距離および原点と展開溶媒先端との距離を計測する。さらに各スポットの移動率（R_f 値）を求めて，コーラから分離した粗カフェインとカフェイン標準品の R_f 値を比較する。

② 展開溶媒を展開槽に入れる
↓
③ 試料を塗布した薄層板を展開溶媒に浸け，展開する
↓
③ 展開溶媒の浸透先端に鉛筆で印を付けてから取り出し，風乾する
↓
④ 紫外線を薄層板に当て，スポットを検出する
↓
④ 発色剤を噴霧し，呈色したスポットを確認する
↓
⑤ 粗カフェインとカフェイン標準品の移動率を比較する

２）ムレキシド反応によるカフェインの検出

① コーラから分離した粗カフェインとカフェイン標準品をそれぞれ 5 mg ずつ秤取し，別々の蒸発皿に入れる。
② H_2O_2 0.2 mL と 2 M HCl 0.1 mL を加えて，弱火で加熱する。
《注意》溶液がわずかになると，液が飛び散る恐れがあるので，保護メガネを着用し，ドラフト内で実験する。
③ 色が赤みを帯びた黄色になるところで，蒸発皿を三脚から下して，室温まで冷却する。
④ 2 M アンモニア水 2 mL を加えると赤紫色に変化するので，コーラから分離した粗カフェインとカフェイン標準品の色合いを比較する。

① 粗カフェインとカフェイン標準品を 5 mg ずつ別々の蒸発皿に入れる
↓
② H_2O_2 0.2 mL と 2 M HCl 0.1 mL を加えて，弱火で加熱する
↓
③ 赤黄色になるところで火を止め，室温まで冷却する
↓
④ 2 M アンモニア水 2 mL を加える
↓
④ 粗カフェインとカフェイン標準品の色調を比較する

課　題
(1) カフェインの化学構造の特徴を検討した検出方法と関連させて調べてみよう。
(2) カフェインを含む食品とその含量について調べてみよう。

---

* **ポイント**　ドラーゲンドルフ試薬の作り方
硝酸ビスマス 0.2 g，酒石酸 2.5 g を水 10 mL に溶かす（A 液）。ヨウ化カリウム 4 g を水 10 mL に溶かす（B 液）。A 液と B 液を同量（1：1, v/v）で混ぜる（C 液）。この C 液 10 mL に，酒石酸水溶液（酒石酸 10 g を水 50 mL に溶かしたもの）を加えて調製する。

V 5 色に関する実験

1．食用色素の鑑別

　食品は，本来含まれている色素成分による美しい色調を持っているが，加工や調理，貯蔵，運搬などにより色調に変化が起こりやすく，食品としての魅力が低下する場合がある。古くから，しそ・くちなしの実・緑茶などの天然物が着色に用いられてきたが，科学技術の進歩により合成の色素が開発され，現在は安全性が確認されたものの使用が許可されている。ここでは食用色素の鑑定実験を行う。

試　料　　キャンディー，ゼリー，漬物，氷みつなど
試　薬
　実験1）脱脂毛糸（毛100％の白色毛糸を10 cmの長さに切り，洗濯セッケンで洗うかエーテルに浸して脱脂したもの），1 M酢酸溶液，0.1％標準食用色素
　実験2）10％アンモニア水
　実験3）1％アンモニア水展開溶媒〔1ブタノール：無水エタノール：0.5 Mアンモニア水 = 6：2：3，（v/v）〕

器　具
　実験1）100 mL容ビーカー，駒込ピペット，湯煎器，ガラス棒
　実験2）試験管，駒込ピペット
　実験3）蒸発皿，湯煎器，ろ紙（東洋ろ紙 No. 50，40 × 40 cm），ガラス毛細管，ろ紙クロマトグラフィー装置，定規

実験 1　酸性タール色素の毛糸染色試験

操　作

＜試料溶液の調製＞
　試料溶液中の色素の濃度は 0.05 〜 0.1％が適当であるから，着色の程度により試料の採取量を適宜加減する。
（1）氷みつなどの液状食品…原液5 mLを100 mL容ビーカーに取り，水を40 mL加えて試料溶液とする。
（2）キャンディー，ゼリーのような固形食品…試料20 gを100 mL容ビーカーに取り，水30 mLを加えてガスバーナーで加熱して溶かして試料溶液とする。
（3）漬物…50 gを細かく刻んで100 mL容ビーカーに入れ，水を50 mL加えてガスバーナーで加熱し，水に色が移ったらこれをろ過し試料溶液とする。

＜染色試験＞
① 試験溶液30 mLを100 mL容ビーカーに取り，1 M酢酸を6 mL加えて酸性とする。
② 脱脂毛糸10本を束にしたものを加え，ガラス棒でかき混ぜながら20分間湯煎する。
③ 毛糸を取り出して水道水で洗う。
④ 染まった色が落ちなければ合成着色料が使われており，色が落ちていたら天然着色料が用いられているといえる。

色素を抽出して試料溶液とする
↓
① 試験溶液30 mLを100 mLビーカーに取り，1 M酢酸を6 mL加える
↓
② 脱脂毛糸10本を加え，湯煎で20分加熱する
↓
③ 毛糸を洗う
↓
④ 着色していれば酸性タール色素である

5．色に関する実験

実験 2 アンモニア水による変色テスト

操作
① 試料溶液5 mLずつを2本の試験管に取る。
② 一方の試験管に水を1 mL加えて混ぜる。
③ 他方の試験管に1 mLの10％アンモニア水を加えて混ぜる。
④ 両方の試験管の色調を比較し、アルカリ性にすることにより変色が認められれば、天然の着色料であるといえる。

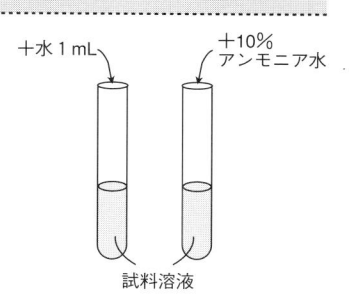

実験 3 酸性タール色素のペーパークロマトグラフィー

操作
①〔実験1〕の染色毛糸を100 mL容ビーカーに入れ、20 mLの1％アンモニア水を加え、かき混ぜながら10分間湯煎にかけ、色素を溶出する。
② これを蒸発皿に移し湯煎で濃縮する。色素濃度は0.5～1.0％がよい。
③ ろ紙の下から5 cmのところに原線を引き、毛細管で試料溶液を直径3 mmぐらいになるように付ける。
④ よく乾かしたのち、ろ紙の下端約2 cmが展開溶媒中に浸るようにしてつるし、一晩（約18時間）展開する。
⑤ 展開溶媒が20～25 cm上昇した時、ろ紙を取り出して風乾する。展開溶媒が上昇したところに印を付けておく。
⑥ 各色素の移動距離（a cm）と展開溶媒の上昇先端までの距離（b cm）を定規で測る。

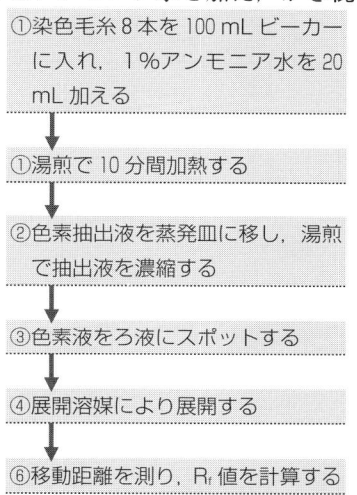

①染色毛糸8本を100 mLビーカーに入れ、1％アンモニア水を20 mL加える
↓
①湯煎で10分間加熱する
↓
②色素抽出液を蒸発皿に移し、湯煎で抽出液を濃縮する
↓
③色素液をろ液にスポットする
↓
④展開溶媒により展開する
↓
⑥移動距離を測り、R_f値を計算する

計算
測定結果より、R_f値 $= \dfrac{a}{b}$ の式でR_f値を計算する。展開温度、その他の条件によってR_f値が多少異なるが、下表の色素の標準物質のR_f値と比較して判定する。

課題
合成着色料と天然色素がどのような食品に使われているか調べてみよう。

参考資料 酸性タール色素の主な用途

法定名（一般名）	R_f値	主な用途
食用赤色2号（アマランス）	0.16～0.17	羊かん・イチゴシロップ・冷菓・飲料
食用赤色3号（エリスロシン）	0.52～0.59	焼き菓子・生菓子・カマボコ・ケチャップ・レッドチェリー
食用赤色40号（アルラレッドAC）		キャンデー・ゼリー・ジャム（米国向けが主）
食用赤色102号（ニューコクシン）	0.21～0.33	キャンデー・ゼリー・ジャム・うめ・紅しょうが
食用赤色104号（フロキシン）	0.75	焼き菓子・生菓子・ソーセージ・カマボコ・餡
食用赤色105号（ローズベンガル）	0.68～0.72	みつまめ・寒天・レッドチェリー
食用赤色106号（アシッドレッド）	0.59～0.60	キャンデー・ゼリー・漬物・焼き菓子
食用黄色4号（タートラジン）	0.12～0.16	キャンデー・ゼリー・冷菓・漬物・飲料・沢庵
食用黄色5号（サンセットイエローFCF）	0.49～0.52	キャンデー・ゼリー・飲料・餡・佃煮・漬物
食用緑色3号（ファーストグリーンFCF）	0.34～0.35	キャンデー・ドロップ・一般飲料・製剤緑色等の代用
食用青色1号（ブリリアントブルーFCF）	0.49～0.58	製菓・一般飲料・各種製剤色素に多用
食用青色2号（インジゴカルミン）	0.19～0.20	製菓・餡・各種製剤色素

Ⅴ　食品の嗜好的品質に関する実験

2．天然色素の安定性

　新鮮な食品は固有の色素を持っており，その色調の美しさはヒトの視的感覚を満足させる。植物の色素としてはクロロフィルの緑色，カロテンの橙，赤色，フラボンの黄色，アントシアンの赤，紫，青色などがある。動物性食品の色としては，牛肉などの食肉やマグロの赤色の肉色素ミオグロビンと血色素ヘモグロビンの2種の色素タンパク質などがある。これらの天然色素は食品を加工・調理する過程でpHの変化や加熱による影響などで変色が起こりやすい。ここでは，天然色素の安定性に関する実験を行う。

試　料
　実験1）牛（または豚）ミンチ肉 70 g
　実験2）野菜ジュース（ピーマン，ホウレンソウなどをジューサーにかけ野菜ジュースを作る）

試　薬
　実験1）a～gの試薬，酢酸

	a	b	c	d	e	f	g
硝酸ナトリウム	0.15 g	0.20 g	—	—	0.15 g	—	—
亜硝酸ナトリウム	0.10 g	—	0.15 g	—	—	0.10 g	—
アスコルビン酸	0.025 g	—	—	0.05 g	0.05 g	0.025 g	—
蒸留水	100 mL	100 mL	100 mL	100 mL	100 mL	100 mL	100 mL

　実験2）石油ベンジン：ベンゼン：メチルアルコール（45：5：15）混液，石油ベンジン，無水硫酸ナトリウム，活性アルミナ，炭酸カルシウム，乳糖，石油ベンジン：ベンゼン（4：1）混液

器　具
　実験1）試験管，ガラス棒，三角フラスコ，駒込ピペット，ビーカー
　実験2）カラム用ガラス管（内径1 cm，長さ約18 cm），100 mL容三角フラスコ，ロート，ろ紙，乳鉢と乳棒，100 mL容分液ロート，吸引びん，駒込ピペット

実験 1　加熱による肉色素の変化

操　作
① 試験管を7本用意して酢酸を1滴ずつ落としておく。
② ミンチ肉を10 gずつ詰める。
③ a～gの試薬を各試験管に10 mLずつ加え，ガラス棒でミンチ肉とよく混ぜる。
④ 混ぜた直後と15分室温で放置後の肉色の変化を調べる。

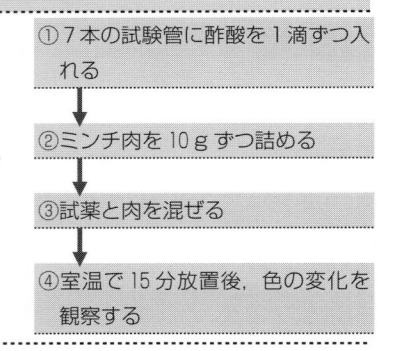

①7本の試験管に酢酸を1滴ずつ入れる
↓
②ミンチ肉を10 gずつ詰める
↓
③試薬と肉を混ぜる
↓
④室温で15分放置後，色の変化を観察する

参考資料　肉色素の加熱変化

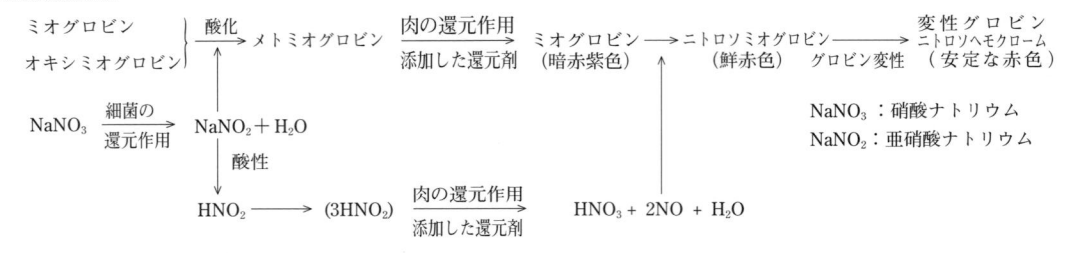

ミオグロビン　　酸化　　　　　　　肉の還元作用　　　　　　　　　　　　　　　　変性グロビン
オキシミオグロビン ⟶ メトミオグロビン ―――――― ミオグロビン ⟶ ニトロソミオグロビン ⟶ ニトロソヘモクローム
　　　　　　　　　　　　　　　　添加した還元剤　（暗赤紫色）　　　（鮮赤色）　　グロビン変性　（安定な赤色）

NaNO₃　細菌の
　　　　還元作用　　NaNO₂ + H₂O　　　　　　　　　　　　　　　　　NaNO₃：硝酸ナトリウム
　　　　　　　　　　　　　　　　　　　　　　　　　　　　　　　　　　NaNO₂：亜硝酸ナトリウム
　　　　　　　　　　酸性
　　　　　　　　　　HNO₂ ⟶ (3HNO₂)　肉の還元作用　HNO₃ + 2NO + H₂O
　　　　　　　　　　　　　　　　　　　　添加した還元剤

5．色に関する実験

⑤ 水道水を入れたビーカーに試験管を入れ，ガスバーナーで加熱する。
⑥ 沸騰後 10 分間加熱を続ける。加熱中・加熱後の肉の色の変化を観察する。

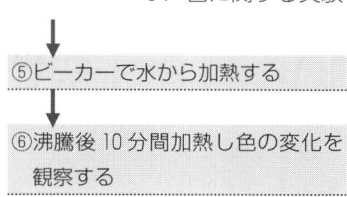

⑤ビーカーで水から加熱する

⑥沸騰後 10 分間加熱し色の変化を観察する

実験 2 野菜色素のカラムクロマトグラフィーによる分離

操作

＜試料液の調製＞
① 野菜ジュース 10 mL を試験管に取る。
② 100℃ の湯浴中で 10 分間加熱する。
③ 流水で直ちに冷却する。
④ 乳鉢に移し海砂を加えて十分に磨砕する。
⑤ 別に加熱をしない野菜ジュースを乳鉢に 10 mL 取り，海砂を加えて十分に磨砕する。
⑥ 乳鉢に石油ベンジン：ベンゼン：メチルアルコール混液 65 mL を加え，野菜色素が溶媒に転溶するまでよく混ぜる。
⑦ これをろ過し，ろ液を分液ロートに入れる。
⑧ 水を 10 mL 加えて，分液ロートの栓を押さえながら軽く振り動かし，しばらく静置した後，下層を捨てる。この操作を 3 回繰り返す。
⑨ 残った上層部を三角フラスコに取り，無水硫酸ナトリウムを加えて脱水する。これを試料液とする。

＜カラムの準備＞
① カラム用ガラス管の先に脱脂綿で栓をし，吸引びんに取り付ける。
② 石油ベンジンでかゆ状にしたアルミナ，炭酸カルシウムおよび乳糖を順番に約 2，4，6 cm の高さに詰める。
③ 最上部には無水硫酸ナトリウムを 5 mm 詰め，管径に合わせて作ったろ紙片をのせる。

＜カラムによる分離＞
① カラムに少量の石油ベンジンを注入し，水流サッカーで吸引する。ろ紙上にほぼなくなった時にあらかじめ調製した試料液を静かに注入し，色素を吸着柱に吸着させる。
② 石油ベンジン，ベンゼン混液を徐々に流して色素を分離させる。
③ 非加熱の試料と加熱した試料のそれぞれのカラムの様子を観察し，スケッチしておく。

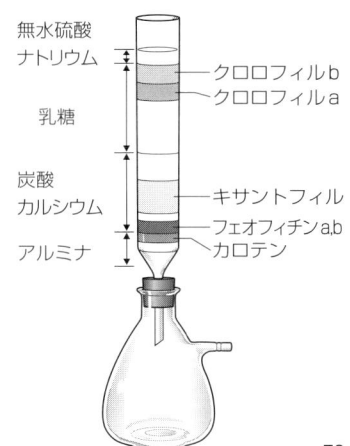

課題

(1) 硝酸ナトリウム，亜硝酸ナトリウム，アスコルビン酸は肉色素に対してどのような働きをするのか調べてみよう。
(2) クロロフィル a とクロロフィル b の構造の違いについて調べてみよう。

①野菜ジュースを 10 mL 試験管に取る

②湯浴中で 10 分間加熱する

④冷却後乳鉢に入れる
（非加熱試料はここから始める）

⑤海砂を加えて十分磨砕する

⑥色素抽出液 65 mL を加えてよく混ぜる

⑦ろ紙でろ過し，ろ液を分液ロートに移す

⑧水 10 mL を加えて振り混ぜ，静置後下層を捨てる

⑨上層部を三角フラスコに取り無水硫酸ナトリウムで脱水する

カラムで分離する

カラムクロマトグラム

無水硫酸ナトリウム ― クロロフィル b
― クロロフィル a
乳糖
炭酸カルシウム ― キサントフィル
― フェオフィチン a,b
アルミナ ― カロテン

V 食品の嗜好的品質に関する実験

V 6 芳香物質（エステル）の合成

酸とアルコールとを強酸性下に反応させると，水が取れてエステルが生じる。エステルは中性の物質で水に溶けにくく，芳香を有しているので果実エッセンスの原料として使われる（後述の配合例を参照）。このエステルはアルカリで加水分解されて，もとの酸（アルカリ塩の形）とアルコールになり，芳香を失う。これをケン化という。

実験 1 酢酸エチルなど5種のエステルの合成

試料 酢酸，酪酸，エチルアルコール，プロピルアルコール，ブチルアルコール，イソアミルアルコール

試薬 濃硫酸

器具 試験管，駒込ピペット，メートルグラス，恒温槽あるいは湯浴槽

操作

① 試験管に酢酸（CH_3COOH）を駒込ピペットで3 mL取り，その上にエチルアルコール（C_2H_5OH）3 mLを駒込ピペットで加えてよく混合する。

② これに濃硫酸（H_2SO_4）1 mLを駒込ピペットを用いて徐々に加え，よく混合する。

《注》発熱さらには突沸することがあるので気をつける。

③ これを50～60℃の湯浴中に約20分間程浸けておくと，エステルを生じる。

④ 反応後，試験管ごと流水中で冷却してから，等量（7 mL）の水を加えてよく混合する。

⑤ これを静置すると，生成したエステルは水に溶けにくく，しかも水より軽いので上層に分離してくる。

⑥ 上層のエステルを，駒込ピペットで注意深く吸い上げ，水の中（エステル層と等量）に入れてよく混合する。この操作を繰り返すと，エステル層の量はしだいに減るが純度は高くなり，エステルが精製される。

⑦ 同様にして酢酸プロピル，酢酸ブチル，酢酸イソアミル，酪酸エチルの各エステルを合成する。

① 試験管に酸3 mLとアルコール3 mLとを加え，よく混合する

↓

② 濃硫酸1 mLを徐々に加える

↓

③ 湯浴中（50～60℃）に20分浸す

↓

④ 冷却後，7 mLの水を加えてよく混合し，静置する
（エステル層が上層に分離）

↓

⑤ エステル層を吸い上げ，等量の水と混合する

↓

⑥ 静置すると，より純度の高いエステルが分離する

基礎知識 エステルの命名法

原料の酸（例えば酢酸）の名前をそのまま最初にもってきて，次にアルコールの常用名のトップの名前（例えばエチルアルコールならエチル）のみをつなげる。→ 酢酸エチル

参考資料 主な物質の沸点と比重

物質	沸点(℃)	比重	物質	沸点(℃)	比重
エチルアルコール	78	0.789	酢酸	118	1.050
プロピルアルコール	97	0.804	酢酸エチル	77	0.901
ブチルアルコール	118	0.804	酢酸ブチル	126	0.883
イソアミルアルコール	132	0.814	酪酸エチル	110	0.879

エチルアルコールやその一部のエステルは沸点が低いので，高温では蒸発する。

6．芳香物質（エステル）の合成

実験 2 果実エッセンスの配合

〔実験1〕で合成し精製したエステルを用い，市販品として使われている果実エッセンスを配合例（A）*に従って調製する。

試料 酢酸イソアミル，酢酸エチル，ベンズアルデヒド，クロロホルム，エチルアルコール
器具 電子上皿天秤，サンプルびん，足長ピペット
操作

① 電子上皿天秤に果実エッセンス配合用容器をのせて，0 g を表示させる。
② この容器にベンズアルデヒド，クロロホルム，そしてエチルアルコールから成る混合溶媒（1：1：83）を 8.5 g 秤り入れる。
③ さらにエステルとして〔実験1〕で合成し精製した酢酸イソアミルを 1 g，酢酸エチルを 0.5 g それぞれ秤り入れる。
④ よく混合したのち芳香を嗅ぐ。

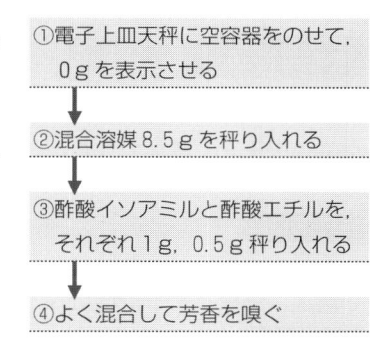

① 電子上皿天秤に空容器をのせて，0 g を表示させる
② 混合溶媒 8.5 g を秤り入れる
③ 酢酸イソアミルと酢酸エチルを，それぞれ 1 g，0.5 g 秤り入れる
④ よく混合して芳香を嗅ぐ

実験 3 果物の芳香物質のケン化

試料 グレープフルーツの果皮，パイナップルの果皮
試薬 エチルアルコール，1 M NaOH，水
器具 試験管，駒込ピペット，湯浴槽
操作

① それぞれの果皮のエチルアルコール抽出液を，試験管に 1 mL 入れる（各 2 本用意）。
② 試験管の一方 A には 1 M NaOH（ケン化用試薬）を，他方 B には水（対照）を 1 mL 加えて，湯浴（60 ℃前後）で加温する。
③ 10 分程度経過後，B の芳香を基準にして A の芳香が消失したか否かを確認する。

① 2 種の果皮抽出液を試験管に 1 mL 入れる（各 2 本用意）
② 一方には 1 M NaOH を，他方には水を，それぞれ 1 mL 加える
② 湯浴（約 60 ℃）で 10 分加温
③ 芳香の消失を，水を入れた方を基準に確認する

課題

(1) 〔実験1〕で合成し精製した 5 種のエステルの芳香を，特に果物の香りを意識してチェックし，〔実験2〕で配合したエッセンスはどのような果物の香りなのかを推定してみよう。
(2) 〔実験3〕での結果を踏まえ，それぞれの果物の芳香物質を調べてみよう。

---

*参考資料 市販果実エッセンスの配合例（各々 100 g）

配合例 (A：？)			配合例 (B：パイナップル)		
	酢酸イソアミル	10 g		酢酸エチル	5 g
	酢酸エチル	5 g		酪酸イソアミル	10 g
	ベンズアルデヒド	1 g		クロロホルム	1 g
	クロロホルム	1 g		アセトアルデヒド	1 g
	エチルアルコール	83 g		グリセリン	3 g
				エチルアルコール	80 g

V 食品の嗜好的品質に関する実験

V 7 官能検査

食品の風味はいかに精密な物理・化学的手段をもってしても測ることができない。味，臭い，好みといったヒトの感覚によってのみ可能である。官能検査は複数の人間の五感を計器として物の質を判断し，普遍的な信頼性のある結論を出すための検査である。

実験 1 味，臭いの識別

基本的な五味や有臭物質・エッセンスの標準的刺激閾値に近い濃度の水溶液を用い，それぞれの味や臭いを正しく識別できるかどうかを調べる。

1）味

試料 右表の5種の呈味物質を，刺激閾値の2倍の濃度に調製した水溶液

種類	呈味物質	刺激閾値（％）
甘味	ショ糖	0.5
酸味	クエン酸	0.016
塩味	食塩	0.06
苦味	カフェイン	0.015
旨味	グルタミン酸ナトリウム	0.03
無味	水	―

操作
① 口を水でゆすぎ，吐き出す。
② 試料液の適当量を，口の中にいれてすぐ舌の全面にひろげ，よく味わったら飲み込まないで吐き出し，どの味かを判定する。
③ 再び口をゆすぎ，次の試料液を同様に味わう。

判定 7試料（どれか1つの味は2試料）のうち，6試料以上が正解なら味の識別は合格とする。

2）臭い

試料 酢酸，アンモニア水，バニラ，レモン，いちごの各エッセンスの40～1000倍希釈液

操作
① 5種類の試料の臭いをかぎ，それぞれどのような臭いかを識別する（臭いの表現は，具体的な化学物質名やエッセンス名をはじめ，連想する食品や"甘い"などの形容詞でもよい）。

判定 一試料につき5点満点で，18点以上なら臭いの識別は合格とする。

実験 2 2点識別テスト

官能検査で日常よく用いられる簡単な手法の1つで，A・B 2種の試料を与え，ある特性について該当する方を選ぶというものである。

試料
Ⅰ：塩味（1.00％食塩水，1.05％食塩水）
Ⅱ：酢酸臭（白ワイン，白ワインに5％酢酸を5％（v/v）加えたもの）

判定の繰り返し数	正解数（危険率5％）
5回	5回
10	9
15	12
20	15
30	21
40	26
50	32

操作
① 試料Ⅰ，Ⅱの1～10番につき，より○○なのはA，Bいずれであるのかを，繰り返し判定する。

判定 繰り返し数に対する正解数を，右の検定表に当てはめてみて，危険率5％で識別能力があるか否かを判定する（このテストは全くデタラメに解答しても，半数が正解になる可能性あり）。

7．官能検査

実 験 3　2点比較法によるチョコレートの嗜好テスト

2種類のチョコレートを同時に提示し，甘さ，テクスチャー，総合評価それぞれの項目について差があるかどうか検定する。

器　具	盆（20×30 cm くらい），コップ（水用），検査用紙，筆記用具
試　料	市販ビターチョコレートとミルクチョコレートの2種類
操　作	テストは1回行う。それぞれの項目について好ましい方に〇を付ける。
判　定	A，Bどちらを選ぶかという客観的正解はないため，2点嗜好試験のための検定表を用いて検定する。

2点嗜好試験のための検定表

n \ α	5%	1%	n \ α	5%	1%	n \ α	5%	1%	n \ α	5%	1%
			18	14	15	31	22	24	44	29	31
6	6	—	19	15	16	32	23	24	45	30	32
7	7	—	20	15	17	33	23	25	46	31	33
8	8	8	21	16	17	34	24	25	47	31	33
9	8	9	22	17	18	35	24	26	48	32	34
10	9	10	23	17	19	36	25	27	49	32	34
11	10	11	24	18	19	37	25	27	50	33	35
12	10	11	25	18	20	38	26	28	60	39	41
13	11	12	26	19	20	39	27	28	70	44	47
14	12	13	27	20	21	40	27	29	80	50	52
15	12	13	28	20	22	41	28	30	90	55	58
16	13	14	29	21	22	42	28	30	100	61	64
17	13	15	30	21	23	43	29	31			

・検定表から，判定数が危険率 α より大きいとき有意差ありと判定する。
・繰り返し数（または，パネル数）が n のとき，正解数が表中の値以上ならば有意とみなす。

実 験 4　順位法によるヨーグルトの嗜好テスト

ヨーグルト3種類を用い，甘さ，テクスチャー，総合評価などの官能特性を検査する。順位付けの判断に一致性が見られるかどうか，すなわち順位が有意の差であるかどうかの検定を行う。

器　具	盆（20×30 cm くらい），コップ（水用），検査用紙，筆記用具
試　料	市販ヨーグルト3種類をA，B，Cとする。試料はパネル数だけ準備する。
操　作	①試験は同一温度で行う必要があるので，供試時まで冷蔵庫に保管する。前もって検査表を作成しておき，それに基づきランダムに並べる。 ②テストは1回行う。試料と試料の間には，口を水でゆすぎ吐き出す。それぞれの項について1～3位の順位を付ける。

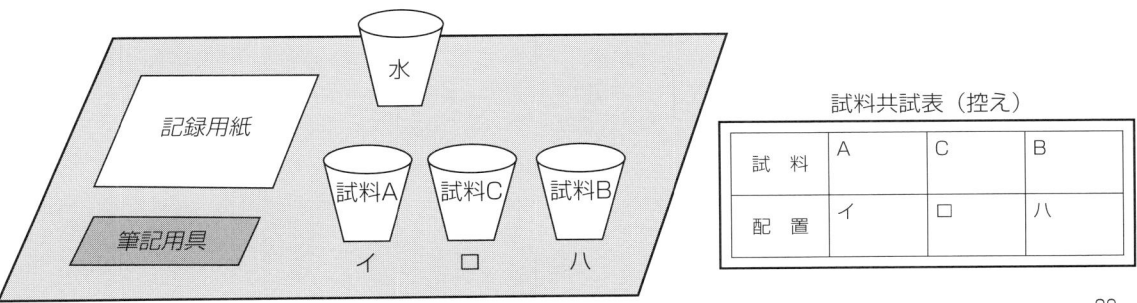

試料共試表（控え）

試　料	A	C	B
配　置	イ	ロ	ハ

V 食品の嗜好的品質に関する実験

判定

① 試料供試表(控え)を参照して,イロハの箇所に試料の種類(A, B, C)を記入する。これは赤鉛筆を用いるとよい。
② 試料ごとに順位を合計し,好まれた試料の順位を付ける。
③ 検査の結果付けられた順位が有意であるかどうか検定を行う。検定はクレーマーの簡易検定表(下表参照)を用いる。試料3種類,データ数20であるときの検定水準は32〜48である。順位1位の試料の合計が32以下ならば危険率5%で有意に1位,合計が49以上ならば有意に3位,と判定し検定欄に＊を付ける。

クレーマーの簡易検定表

n \ t	2	3	4	5	6	7
3				4〜14	4〜17	4〜20
4		5〜11	5〜15	6〜18	6〜22	7〜25
5		6〜14	7〜18	8〜22	9〜26	9〜31
6	7〜11	8〜16	9〜21	10〜26	11〜31	12〜36
7	8〜13	10〜18	11〜24	12〜30	14〜35	15〜41
8	9〜15	11〜21	13〜27	15〜33	17〜39	18〜46
9	11〜16	13〜23	15〜30	17〜37	19〜44	22〜50
10	12〜18	15〜25	17〜33	20〜40	22〜48	25〜55
11	13〜20	16〜28	19〜36	22〜44	25〜52	28〜60
12	15〜21	18〜30	21〜39	25〜47	28〜56	31〜65
13	16〜23	20〜32	24〜41	27〜51	31〜60	35〜69
14	17〜25	22〜34	26〜44	30〜54	34〜64	38〜74
15	19〜26	23〜37	28〜47	32〜58	37〜68	41〜79
16	20〜28	25〜39	30〜50	35〜61	40〜72	45〜83
17	22〜29	27〜41	32〜53	38〜64	43〜76	48〜88
18	23〜31	29〜43	34〜56	40〜68	46〜80	51〜93
19	24〜33	30〜46	37〜58	43〜71	49〜84	55〜97
20	26〜34	32〜48	39〜61	45〜75	52〜88	58〜102
21	27〜36	34〜50	41〜64	48〜78	55〜92	62〜106
22	28〜38	36〜52	43〜67	51〜81	58〜96	65〜111
23	30〜39	38〜54	46〜69	53〜85	61〜100	69〜115
24	31〜41	40〜56	48〜72	56〜88	64〜104	72〜120
25	33〜42	41〜59	50〜75	59〜91	67〜108	76〜124
26	34〜44	43〜61	52〜78	61〜95	70〜112	79〜129
27	35〜46	45〜63	55〜80	64〜98	73〜116	83〜133
28	37〜47	47〜65	57〜83	67〜101	76〜120	86〜138
29	38〜49	49〜67	59〜86	69〜105	80〜123	90〜142
30	40〜50	51〜69	61〜89	72〜108	83〜127	93〜147

注:nはパネル数,tは試料の種類,$\alpha=0.05$。

VI 食品の安全・衛生に関する実験

VI 1 飲料水の水質検査

水は，私たちの日常生活の基本であり，調理はもとより，食器等の洗浄用としても水道法第4条に基づいて，厚生労働省が定めた基準をクリアするものでなければならない。水質基準は健康への影響や日々の生活利用上の支障への影響を考慮して設定されている。ここでは，水質基準に関連した項目についての検査を行う。

試料 水道水

試薬
- 実験1）濁度標準液
- 実験2）色度標準液
- 実験4）希硫酸，0.002 M過マンガン酸カリウム標準溶液（力価既知），0.005 Mシュウ酸標準溶液（力価既知），沸騰石

器具
- 実験1）比色管（濁度用背景）
- 実験2）比色管（色度用背景）
- 実験3）pHメーター
- 実験4）100 mL容メスシリンダー，300 mL容三角フラスコ，褐色ビュレット，白色ビュレット，駒込ピペット，石綿付き金網，三脚，薬さじ

実験 1 濁度の測定

操作
① 試料30 mLを比色管に取る。
② 背景を黒にして，濁度標準液と比較して，同濃度のものを探す。
③ 濁度が10以上のときは試料を希釈する。

実験 2 色度の測定

操作
① 試料30 mLを比色管に取る（〔実験1〕で使用したものでよい）。濁りの著しい場合は，遠心分

参考資料 水質基準について

水道法第4条に基づく水質基準は，「水質基準に関する省令（平成15年5月30日厚生労働省令第101号）」により定められ，同法第20条により，水道事業者に対してpH値，味，臭気，色度，濁度などの「水質基準項目」に関する水質検査の義務が課されている。その他，水質管理上留意すべき項目として，過マンガン酸カリウム消費量などを「水質管理目標設定項目」と位置付け，必要とする項目について検査するとともに，新たな情報・知見の収集に努めることとされている。

平成29年現在，「水質基準項目」は51項目，「水質管理目標設定項目」は26項目で，農薬類としては120種類がリストアップされている。水質基準に関する詳細な情報は，厚生労働省のホームページに掲載されているので参照のこと。

離またはろ過を行う。
② 背景を白にして，色度標準液と比較して，同濃度のものを探す。
③ 色度が10以上のときは希釈する。

実験 3 pHの測定

操作

① 試料50 mLを100 mL容ビーカーに取り，pHメーターでpHを測定する。

実験 4 過マンガン酸カリウム消費量

操作

＜前処理＞

① 300 mL容三角フラスコに水100 mLをメスシリンダーで取る。
② 希硫酸5 mLを駒込ピペットで，0.002 M過マンガン酸カリウム（KMnO₄）液を10 mL，褐色ビュレットで加える。
③ 突沸を防ぐために沸騰石を薬さじ1杯入れておく。
④ ガスバーナーで加熱して，5分間煮沸する。
⑤ 火から下したら，0.005 Mシュウ酸（COOH）₂溶液を10 mL白色ビュレットで加えて脱色する。
⑥ 0.002 M KMnO₄液を微赤色になるまで加える。
⑦ 沸騰石は三角フラスコに残して液を捨て，直ちに本試験にかかる。

＜本試験＞

⑧ 前処理の終わった三角フラスコに試料100 mLをメスシリンダーで取る。
⑨ 希硫酸5 mLと0.002 M KMnO₄液を10 mL加える。
⑩ ガスバーナーで正確に5分間煮沸する。
⑪ 火から下したら，0.005 M（COOH）₂液を10 mL加えて脱色する。
⑫ 0.002 M KMnO₄液で微赤色になるまで滴定する。
⑬ 操作は3回行ってその平均を求め，計算により過マンガン酸カリウム消費量を求める。

計算

過マンガン酸カリウム消費量（ppm）＝（$aF_1 - bF_2$）× $\dfrac{1000}{100}$ × 0.316

a：本試験で要した0.002 M過マンガン酸カリウム標準液の総量
b：本試験で加えた0.005 Mシュウ酸標準液量
F_1：0.002 M過マンガン酸カリウム標準液の力価
F_2：0.005 Mシュウ酸標準液の力価

①水100 mLを三角フラスコに取る
↓
②希硫酸を5 mL加える
↓
②過マンガン酸カリウム（KMnO₄）を10 mL加える
↓
③④沸騰石を加え，5分間沸騰させる
↓
⑤シュウ酸（COOH）₂10 mLを加える
↓
⑥KMnO₄で滴定する
↓
⑦沸騰石を残して液を捨てる
↓
⑧試料100 mLを入れる
↓
⑨希硫酸5 mLとKMnO₄10 mLを加える
↓
⑩5分間沸騰させる
↓
⑪（COOH）₂10 mLを加える
↓
⑫KMnO₄で滴定する

課題

それぞれの結果を水質基準と照らし合わせて考察してみよう。

Ⅵ 2 食品添加物の検出

食品添加物とは「食品の製造の過程において又は食品の加工若しくは保存の目的で，食品に添加，混和，浸潤その他の方法によって使用する物をいう」と食品衛生法で規定されており，これらは現代の食生活において食品の衛生を保ち，またその食品価値を維持するために不可欠なものとなっている。

食品添加物の主な使用目的は，①食品の保存（保存料・酸化防止剤），②栄養を高める（栄養強化剤），③資源の有効利用（製造用剤），④食品の嗜好性を高める（着色料・着香料・漂白剤・発色剤・化学調味料），⑤製造上必要なもの（乳化剤・豆腐用凝固剤）などである。いずれの合成添加物も単独では安全基準を満たしているが，複合かつ長期間の摂取での安全には疑問が残る。ここでは数種の食品添加物について，その添加の有無や添加量の多少を確かめる。

試料 白味噌，赤味噌，合わせ味噌など

試薬 1/600 M 重クロム酸カリウム・0.15 M 硫酸混液，0.5％チオバルビツール酸溶液，0.1％ソルビン酸カリウム標準液

器具 100 mL 容ビーカー，100 mL 容メスフラスコ，ロート，ろ紙 No. 2，試験管，電子上皿天秤，湯煎用 500 mL 容ビーカー，メスピペット，オートピペッター（安全ピペッター），ガラス玉，分光光度計

実験　ソルビン酸（保存料）の定量

操作

<試料溶液の調製>
① 試料 0.5 g を採取して 100 mL 容ビーカーに入れ，蒸留水を加えて溶解し 100 mL 容メスフラスコに入れ定容とする。
② この液をろ過したものを試料溶液とする。

<検量線の作成>
① 0.1％ソルビン酸カリウム標準液をメスピペットで 5 個の 250 mL 容のメスフラスコに 0.25，0.5，1.0，1.5，2.0 mL 採取し，それぞれ蒸留水で定容にする。
② 試験管に蒸留水および①で希釈したソルビン酸標準液を各 4 mL 採取する。
③ オートピペッター（または安全ピペッター）を用いて②に重クロム酸カリウム・硫酸混液を 4 mL 加える。
④ 各試験管にガラス玉をのせて 100 ℃の沸騰水浴中で 5 分間加熱する。
⑤ 湯浴から取り出し，チオバルビツール酸溶液 4 mL をメスピペットで加える。
⑥ 各試験管に再びガラス玉をのせ，100 ℃の沸騰水浴中でさらに 10 分間加熱する。
⑦ 試験管を流水中で 5 分間冷却する。

①試料をビーカーに採取し水を加え溶かす
↓
②ろ過して，試料溶液とする

①ソルビン酸標準液を希釈する
↓
②希釈液 4 mL を試験管に入れる
↓
③重クロム酸カリウム・硫酸混液 4 mL を加える
↓
④試験管にガラス玉をのせて 100 ℃で 5 分加熱
↓
⑤チオバルビツール酸溶液を 4 mL 加える
↓
⑥⑦試験管にガラス玉をのせて 100 ℃で 10 分加熱し，流水中で 5 分間冷却

⑧ 分光光度計で波長 530 nm の吸光度を測定する。蒸留水の透過率を 100 % とする。呈色は 1 時間安定である。
⑨ 結果は、グラフ用紙を用いて横軸にソルビン酸カリウム含有量、縦軸に吸光度を取り検量線を作成する。

⑧波長 530 nm の吸光度を測定
↓
⑨グラフ作成

＜試料溶液の測定＞
① 調製した試料溶液 4 mL をメスピペットで試験管に採取する。
② 上記検量線の作成③〜⑧の操作により、吸光度を測定する。
③ 検量線より試料溶液のソルビン酸カリウム含有量を求める。

①試料溶液 4 mL を試験管に入れる
↓
②上記③〜⑧
↓
③検量線よりソルビン酸カリウム含有量を求める

計　算

試料溶液のソルビン酸カリウム濃度より、下記の計算式を用いて試料 1 kg 中のソルビン酸カリウム量を求める。

$$\text{ソルビン酸カリウム含有量}(g/kg) = A \times 100 \times \frac{1000}{B} \times \frac{1}{1000} \times \frac{1}{1000}$$

A：試料溶液のソルビン酸カリウム含有量（μg / mL）
B：試料採取量（g）
※ソルビン酸に換算するとき：ソルビン酸含有量（g / kg）＝ソルビン酸カリウム含有量 ÷ 1.34

課　題

試料中のソルビン酸カリウム量を使用基準と比較して、使用量が適正であるか考察してみよう。

参考資料　ソルビン酸（保存料）の使用基準

	使用できる食品等	使用量等の最大限度（ソルビン酸として）
ソルビン酸カリウム	チーズ	3.0 g/kg
ソルビン酸カルシウム	うに、魚肉ねり製品（魚肉すり身を除く）、鯨肉製品、食肉製品	2.0 g/kg
	いかくん製品、たこくん製品	1.5 g/kg
	あん類、かす漬・こうじ漬・塩漬・しょう油漬・みそ漬の漬物、キャンデッドチェリー、魚介乾製品（いかくん製品及びたこくん製品を除く）、ジャム、シロップ、たくあん漬（一丁漬及び早漬を除く）、つくだ煮、煮豆、ニョッキ、フラワーペースト類、マーガリン、みそ	1.0 g/kg
	ケチャップ、酢漬の漬物、スープ（ポタージュスープは除く）、たれ、つゆ、干しすもも	0.50 g/kg
	甘酒（3 倍以上に希釈して飲用に供するものに限る）、はっ酵乳（乳酸菌飲料の原料に供するものに限る）	0.30 g/kg
	果実酒、雑酒	0.20 g/kg
	乳酸菌飲料（殺菌したものを除く）	0.050 g/kg（原料に供するものにあっては 0.30 g/kg）
*ソルビン酸カリウム、ソルビン酸カルシウムに限る	菓子の製造に用いる果実ペースト（果実をすり潰し、又は裏ごししてペースト状にしたもの）、菓子の製造に用いる果汁	1.0 g/kg

（厚生省告示第 370 号「食品、添加物等の規格基準」より）

Ⅵ　食品の安全・衛生に関する実験

Ⅵ 3 食品の鮮度試験

食品を購入するときに重要な選択の基準として，食品の鮮度がある。一般的に，食品の鮮度を判定する方法には，①官能検査，②理化学的方法，③細菌学的方法，④物理的方法などがある。ここでは，私たちの食生活の中での利用頻度の高い，米・卵・魚についてその鮮度を判定する実験を行う。

試料
実験1）新米・古米
実験2）新鮮卵・保存卵（室温および冷蔵保存）
実験3）魚

試薬
実験1）1％グアヤコール液，3％過酸化水素水，MR・BTB混合試薬*
実験2）7・8・9・10・11・12％食塩水
実験3）10％過塩素酸溶液，5％過塩素酸溶液，10M水酸化カリウム，1M水酸化カリウム，0.5M水酸化アンモニウム，0.001M塩酸溶液（A液），0.01M塩酸溶液（B液），Dowex 1×4 Cl⁻型イオン交換樹脂

器具
実験1）電子天秤，ペトリ皿，駒込ピペット，試験管
実験2）検卵用透光器，ビーカー，ガラス板または平皿，ノギス，ものさし，pHメーター
実験3）電子天秤，10 mL容遠心沈殿管，ピンセット，ガラス棒，ミニカラム，20 mL容メスシリンダー，メスピペット，試験管，分光光電比色計，遠心分離器

実験 1 米の鮮度判定

操作
＜グアヤコール反応＞
① 米粒100粒（約2g）をペトリ皿に取る。
② 1％グアヤコール液5 mLを駒込ピペットで加える。
③ 3％過酸化水素水0.2 mLを加えて3分間放置後，着色米の数を数える。
④ 表1により結果を判定する。

グアヤコール反応による方法
新米　　古米

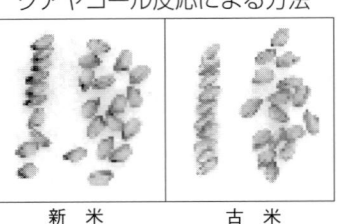

① 米粒100粒をペトリ皿に加える
↓
② 1％グアヤコール液5 mLを加える
↓
③ 3％過酸化水素水0.2 mLを加え3分間放置する
↓
④ 着色米の数より結果を判定する

＜酸性度指示薬による方法＞
① 試験管に試料5gを入れる。
② 混合指示薬10 mLを駒込ピペットで加える。
③ よく振り混ぜてから液の呈色を見て表2により判定する。

表1

80以上	上
79～50	中
50未満	下

表2

新鮮	緑
↓	黄
古い	橙

*ポイント　MR・BTB混合試薬
メチルレッド0.1 g，ブロムチモーブル0.3 gをメチルアルコール150 mLに溶かしてから水で200 mLとし，使用時に水で5倍希釈。

実 験 2 卵の鮮度判定

操 作

＜透光検査＞
① 60Wの電球を用い，直径3cmの穴より光を卵に当て，反対側から卵を回転させながら内部をよく透視する。
② 下図をよく参照して結果を判定する。

＜比重による検査＞
① 各濃度の食塩水をビーカーに入れ，卵をその中に漬ける。
② 卵が沈めば卵の比重の方が大きい。卵が浮けば卵の比重の方が小さいことを示す。
③ 比重が1.08以上の場合は新鮮卵，1.08〜1.07はやや古い卵，1.07〜1.06では古い卵であり，1.06以下の場合は腐敗している可能性があるので使用の際には注意する必要がある。

食塩濃度と比重

食塩濃度	比重
7 %	1.051
8 %	1.059
9 %	1.066
10 %	1.073
11 %	1.081
12 %	1.089

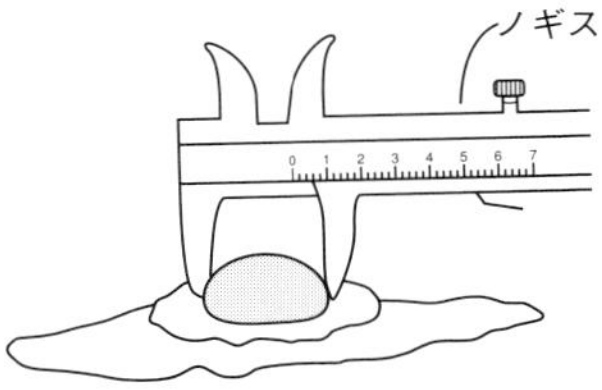

＜濃厚卵白と水様卵白の大小＞
① 卵を平板上に割り，下図を参照して濃厚卵白と水様卵白の割合より判定する。

卵黄径の測定

卵の透視および割卵検査

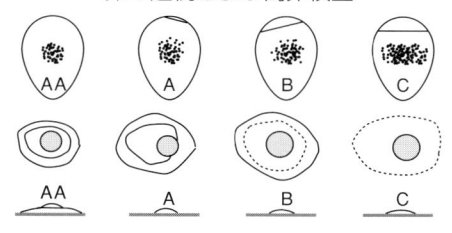

＜卵黄係数＞
① 平板上に割った卵の卵黄の高さをものさしで，直径をノギスで測り，高さを直径で割った値を卵黄係数として計算する。
② 新鮮卵の目安として0.36〜0.44である。0.25以下は古い卵である。

＜卵白のpH測定＞
① 卵白部のみをビーカーに取り，pHメーターを用いて測定する。
② 産卵直後のものはpH7.5〜8.0であるが，時間とともに卵白中に含まれている炭酸の放出に伴い，pHは上昇する。これに伴い濃厚卵白の透明度も増す。

＜ハウユニット（卵質係数）＞

米国のR. Haughが提唱した方法で，濃厚卵白の水様化を示す数値。ハウ単位（HU）で示され，卵重量と濃厚卵白の高さを測定して，以下の式により算出する。新鮮卵では，80〜90の値である。

$$HU = 100 \times \log (H - 1.7W^{0.37} + 7.6)$$

W：殻付きのままの卵の重量（g）
H：平らな板の上に割り落したときの濃厚卵白の高さ（mm）

ハウユニット（HU）数値

72 以上	（AA級）	最高級品位
60 以上 72 未満	（A級）	高級品位
31 以上 60 未満	（B級）	中級品位
31 未満	（C級）	低級品位

実験 3 魚の鮮度判定

操作
＜官能検査＞
① 死後硬直：指で圧してみたり，曲げてみて硬くなっているものは鮮度がよい。
② エラ：新鮮魚は美しい鮮紅色を呈し，粘質物もなく，海水魚では海水のにおいが感じられる。鮮度が低下すると，赤色から暗緑色（または灰色）に変わり，不快な臭気を伴う。
③ 皮膚：鮮度の低下とともに新鮮味を失う。一般に新しい魚はウロコがきれいにそろっていて密着しているが，イワシやサンマのように脱落しやすいものと，タイのように脱落しにくいものがある。落ちやすい魚ではウロコが皮膚に密着している場合は新鮮とみてよい。
④ 眼球：新鮮魚は眼球が外部に張り出し，透明である。古くなるにつれてしだいに濁り，血が入り，頭蓋中に落ち込む。
⑤ 腹部，内臓部：新鮮なものは硬くしまって弾力があるが，古くなるにつれて内臓が軟化して組織がはっきりしなくなる。古くなると腹腔内部にガスが発生して膨張する場合がある。
⑥ 肉質：新鮮なものは透明感があり，骨から肉がはぎ取りにくいが，鮮度が低下すると不透明な感じになり，また容易に骨からはぎ取ることができる。
⑦ 臭気：鮮度の低下とともに不快な悪臭，刺激臭，腐敗臭をおびる。

＜K値の測定＞
① 魚肉1gを10 mL容遠沈管に秤り取る。
② 氷冷した10％過塩素酸溶液を2 mL加え，ガラス棒で破砕する。
③ 遠心分離機を用いて2,000～3,000 rpmで2～3分間遠心分離し，上澄み液を別の遠沈管に取る。
④ 氷冷した5％過塩素酸溶液を2 mL加え，同様に遠心分離する。この操作をもう一度繰り返す。
⑤ 全ての上澄み液を合わせ，10 M水酸化カリウム溶液を用いてpH 6.5に調整する。ただし，最後は1 M水酸化カリウム溶液で微調整をする。
⑥ この溶液を2,000～3,000 rpmで2～3分間遠心分離し，生じた過塩素酸カリウムの沈殿を除く。
⑦ 上澄み液を10 mL容メスフラスコに移し，標線まで水を加えて混和したものを試料溶液とする。
⑧ メスフラスコ中の試料溶液1 mLを遠沈管に取り，0.5 M水酸化アンモニウム溶液でpH 9.4に調整する。
⑨ これをカラム上にチャージし，0.5 M水酸化アンモニウム溶液でpH 9.4に調整した水少量で遠沈管を洗浄し，洗液もカラムに加える。
⑩ カラム上部に液がほとんどなくなりかけたら，水10 mLで洗浄し，目的物以外の不純物を除く。
⑪ カラムに0.001 M塩酸溶液（カラム溶出用A液）を22.5 mL

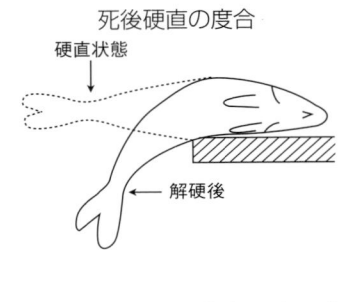

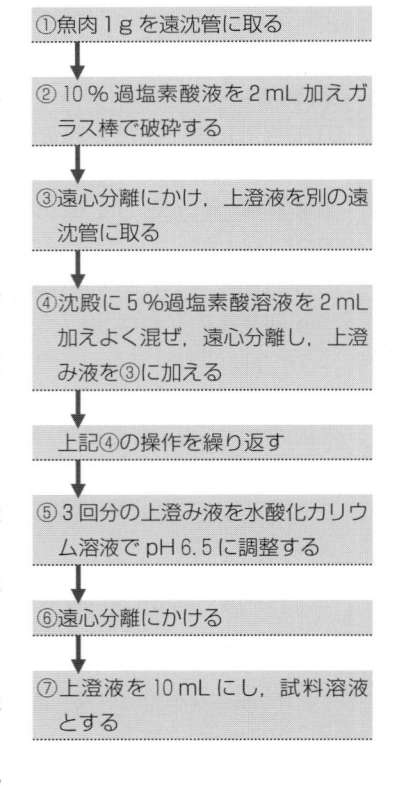

死後硬直の度合
硬直状態
←解硬後

① 魚肉1gを遠沈管に取る
↓
② 10％過塩素酸液を2 mL加えガラス棒で破砕する
↓
③ 遠心分離にかけ，上澄液を別の遠沈管に取る
↓
④ 沈殿に5％過塩素酸溶液を2 mL加えよく混ぜ，遠心分離し，上澄み液を③に加える
↓
上記④の操作を繰り返す
↓
⑤ 3回分の上澄み液を水酸化カリウム溶液でpH 6.5に調整する
↓
⑥ 遠心分離にかける
↓
⑦ 上澄液を10 mLにし，試料溶液とする

加え，HxR（イノシン）および Hx（ヒポキサンチン）を 25 mL 容のメスフラスコに溶出する。

⑫ 次に新しい 25 mL 容メスフラスコに替えて ATP，ADP，AMP，IMP を含む画分を溶出するための 0.01 M 塩酸溶液（B 液）を 22.5 mL 加える。

⑬ 両メスフラスコは標線まで水を加えてよく混ぜる。

⑭ A 液，B 液の 250 nm における吸光度を測定する。

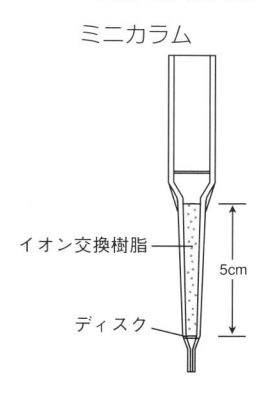

計算

$$K 値^*（\%）= \frac{A}{A+B} \times 100$$

A：A 液の吸光度，B：B 液の吸光度

課題

(1) 卵を保存するときの温度は卵の品質にどのような影響を与えるか考えてみよう。

(2) 米が古くなったときには実験で見たような性質以外にどのような品質変化が見られるか考えてみよう。

(3) 魚の官能検査の結果と K 値の結果とはよく一致していただろうか，考えてみよう。

＊基礎知識 K 値とは？

魚類は死後 ATP の分解が次のように規則的に進む。

ATP → ADP → AMP → IMP → HxR → Hx
アデノシン　アデノシン　アデノシン　イノシン酸　イノシン　ヒポキサン
3リン酸　　2リン酸　　1リン酸　　　　　　　　　　　　チン

ATP から IMP までが魚肉中の主成分である間は鮮度は良好であるが，HxR，Hx が増えてくると鮮度は低下する。

そこで，ATP から Hx に至る分解物総量中に占める HxR と Hx の合計量の百分率を示したのが K 値であり，次式で表される。

$$K 値（\%）= \frac{HxR + Hx}{ATP + ADP + AMP + IMP + HxR + Hx} \times 100$$

即殺魚の K 値は 10 % 以下，鮮度の非常によいものは，20 % 以下，一般は 35 % 前後である。

Ⅵ 食品の安全・衛生に関する実験

Ⅵ 4 油脂の変敗試験

　食品中の油脂は調理・加工・貯蔵中に劣化し，不快臭，着色，酸化重合，有毒成分生成，栄養価の低下など，食品として好ましくない変化が起こる。これらの変化（変敗という）は酸素，温度，光，金属，酵素などにより促進される。油脂の変敗の指標として酸価（Acid Value：AV），過酸化物価（Peroxide Value：POV）などがある。

試料　新鮮な油，古い油または加熱調理済みの油

試薬
実験1）0.1 M 水酸化カリウム・エチルアルコール標準混液，中性アルコール*，1％フェノールフタレイン溶液（フェノールフタレイン1gを95％エタノールで溶解し100 mLとする）
実験2）POV 試験紙（柴田科学株式会社製）
実験3）濃塩酸，1％レゾルシン・エチルエーテル混液

器具
実験1）電子天秤，200 mL 容三角フラスコ，メスシリンダー，ビュレット
実験2）時計皿
実験3）試験管，駒込ピペット

実験 1 酸価（AV）の測定

　油脂は，長期間の使用や揚げ物など高温調理に何度も使い回すことで，酸化と分解が進み，脂肪酸が遊離する。この脂肪酸を水酸化カリウムで中和滴定し，得られた数値が酸価であり，油脂の品質を表す重要な指標である。

操作
① 試料 20 g を 200 mL 容三角フラスコに正確に秤り取る。
② これに中性アルコールを 50 mL 加え，よく撹拌する。
③ この液にフェノールフタレイン指示薬数滴を加え，0.1 M 水酸化カリウム・エチルアルコール標準混液で試験液が微赤色になるまで滴定する。

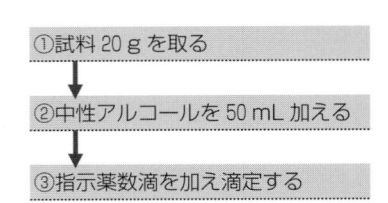

①試料 20 g を取る
↓
②中性アルコールを 50 mL 加える
↓
③指示薬数滴を加え滴定する

計算

$$酸価 = \frac{56.11 \times a \times 0.1 \times F}{S}$$

　　S：試料採取量（g）
　　a：0.1 M 水酸化カリウム・エチルアルコール標準混液滴定値（mL）
　　F：0.1 M 水酸化カリウム・エチルアルコール標準混液の力価
　　　この溶液の力価は，炭酸ナトリウムにより力価を定めた 0.1 M 塩酸を使用して求める。

＊**ポイント**　中性アルコールの作り方
　95％エチルアルコール 1 L にフェノールフタレイン指示薬 2 mL を加え，0.1 M 水酸化カリウム・エチルアルコール標準混液で微赤色になるまで中和する。

4. 油脂の変敗試験

実験 2 過酸化物価（POV）の測定

　油脂を使用する際，一度に使い切ることはまれで，少しずつ使用することが多い。その場合，油脂が光と空気に長期間さらされるため，油脂が劣化し着色や不快臭を生じることがある。これは，油脂に含まれる不飽和脂肪酸が光と酸素により酸化し，過酸化物を経て分解・重合する自動酸化のためである。過酸化物価（POV）は，油脂にヨウ化カリウムを加えた際に遊離するヨウ素を試料1 kgに対するミリ当量数で表した数値であり，油脂の自動酸化の指標となる。この実験では，試験紙を用い，油脂に含まれる過酸化物により遊離するヨウ素をデンプン試薬で発色させ，標準色見本と比較してPOVを判定する。

操作

① 少量の試料を時計皿に取る。
② 試験紙の反応部を油に浸し，直ちに取り出す。
③ 時計皿の縁で余分な油を除き，3分間放置する。
④ 反応部表面を水道水の流水で洗浄し，油を取り除く。反応部表面の油を取り除いたら20秒間放置する。
⑤ 標準色見本と比較してPOVを判定する。POVが0〜10でピンク色，それ以上では紫色を呈し，POVの上昇とともに色が濃くなる。

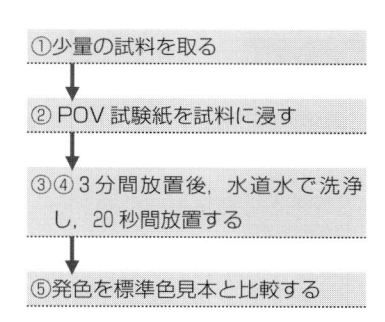

①少量の試料を取る
↓
②POV試験紙を試料に浸す
↓
③④3分間放置後，水道水で洗浄し，20秒間放置する
↓
⑤発色を標準色見本と比較する

実験 3 クライス試験

操作

① 試料2 mLを試験管に取る。
② 濃塩酸を2 mL加えてよく振り混ぜる。
③ 1％レゾルシン・エチルエーテル混液を2 mL加えてよく振り混ぜる。
④ 静置して液が2層に分離したとき，下層の呈色を観察する。酸敗油脂の場合は赤紅色を呈する。

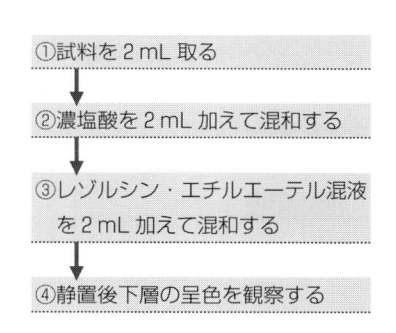

①試料を2 mL取る
↓
②濃塩酸を2 mL加えて混和する
↓
③レゾルシン・エチルエーテル混液を2 mL加えて混和する
↓
④静置後下層の呈色を観察する

課題

(1) 酸価の計算式中の56.11は何を意味する数字か考えてみよう。
(2) 食品の酸価，過酸化物価の数値と油脂の可食限界の関係について調べてみよう。

参考資料 油脂の酸化に影響する因子

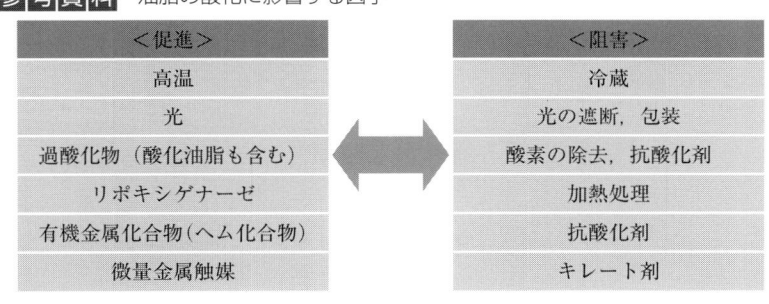

＜促進＞	＜阻害＞
高温	冷蔵
光	光の遮断，包装
過酸化物（酸化油脂も含む）	酸素の除去，抗酸化剤
リポキシゲナーゼ	加熱処理
有機金属化合物（ヘム化合物）	抗酸化剤
微量金属触媒	キレート剤

VI 5 細菌検査

　食品は種々の栄養素を含んでいるので極めて微生物が繁殖しやすく，その結果として腐敗や品質低下をきたし，さらには食中毒をもまねく。一方，酒類，味噌・醤油および乳酸菌飲料などはいずれも微生物を有効に利用しており，私たちの食生活にはなくてはならないものである。このように微生物は食生活に不可欠なものと，好ましくないものとしての両面があり，微生物の実態を知ることは，私たちが快適な食生活を送る上で非常に重要である。ここでは食品中の微生物の存在を確かめるため，いくつかの細菌検査を行う。

試料
　実験1）牛乳
　実験2）発酵乳または乳酸菌飲料
　実験3）牛乳，発酵乳または乳酸菌飲料
　実験4）各種食品，調理器具，手，冷蔵庫など

試薬
　実験1）生理的食塩水（0.85％），標準寒天培地
　実験2）生理的食塩水，BCP加プレートカウント寒天培地
　実験3）BGLB培地，EMB培地
　実験4）スタンプ培地（日水製薬フードスタンプ：標準寒天培地，TGSE寒天培地など）

器具
　乾熱滅菌器（乾燥器），オートクレーブ，駒込ピペット，ピペット滅菌缶，試験管，スチールキャップ，三角フラスコ，シリコ栓，滅菌シャーレ，消毒綿，ピンセット，コロニーカウンター，ダーラム発酵管，恒温器

実験 1 牛乳の一般細菌数の計測

操作

① 右図の要領で牛乳の原液および生理的食塩水により10倍，100倍に希釈した希釈液をそれぞれ2枚のシャーレに1mLずつ，滅菌した駒込ピペットで接種する。
② 予め溶解してあった標準寒天培地を，45〜50℃に冷却してから約15mLずつ流し込む。
③ 直ちによく混和して，試料と培地が均一になるようにしてから凝固させる。
④ 35〜37℃に調整した恒温器にシャーレを天地逆にして入れ，48時間培養する。
⑤ 培養後30〜300個のコロニーが発生しているシャーレについてコロニーカウンターでコロニーを数える。
⑥ 2枚の平均を計算し，上から3桁めを四捨五入して2桁を有効数字とする。

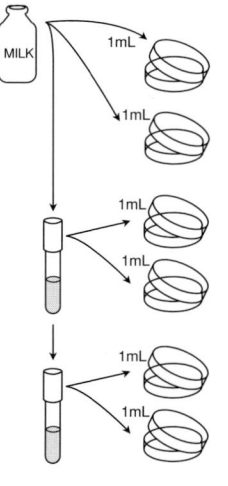

ポイント
　試料採取のときには，操作にあたる人の手指，試料容器の採取口は消毒綿を使って殺菌してから操作を行うこと。この操作は本来無菌箱で行うことが望ましい。

5．細菌検査

実験 2 発酵乳の乳酸菌数の計測

操作

① 〔実験1〕の要領で，生理的食塩水を使って試料を 10^5 倍，10^6 倍，10^7 倍に希釈して希釈液をそれぞれ2枚のシャーレに1 mL ずつ接種する。

② 予め溶解してあった BCP 加プレートカウント寒天培地を，45〜50 ℃ に冷却してから約 15 mL ずつ流し込む。

③ 直ちによく混和して，試料と培地が均一になるようにしてから凝固させる。

④ 35〜37 ℃ に調整した恒温器にシャーレを天地逆にして入れ，48 時間培養する。

⑤ 培養後 30〜300 個のコロニーが発生しているシャーレについてコロニーカウンターでコロニーを数える。

⑥ 2 枚の平均を計算し，上から 3 桁めを四捨五入して 2 桁を有効数字とする。

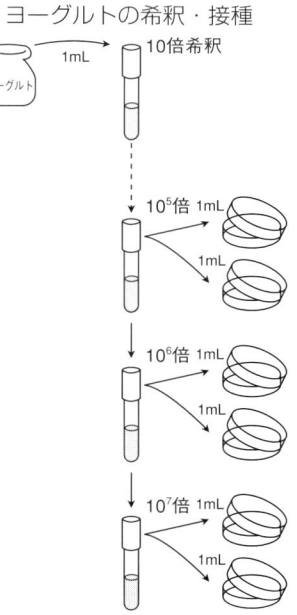

実験 3 大腸菌の定性試験

操作

＜推定試験＞

① 試料（牛乳，発酵乳）の 10 倍希釈液 1 mL ずつを，それぞれ 2 本ずつ BGLB 発酵管に入れる。

② 35〜37 ℃ に調整した恒温器で 48 時間培養する。

③ 培養後，ダーラム発酵管にガスがたまっていれば大腸菌陽性（＋），ガスが発生していない場合は陰性（−）と判定する。

＜確定試験＞推定試験で陽性と判定された場合に行う

① シャーレ 2 枚に，湯煎で加温溶解した EMB 培地を約 15 mL ずつ流し込む。

② 培地が冷えて固まった後に大腸菌陽性と判定された BGLB 発酵管より白金耳にて 1 白金耳分の培養液を取り，培地表面に塗抹する。

③ 35〜37 ℃ に調整した恒温器で 24 時間培養する。

④ 特有の金属光沢を持つ黒色の集落が観察された場合は大腸菌陽性（＋）と判定する。

課題

乳製品の規格と照らし合わせて，今回使用した試料はどうであったか考察してみよう。

ポイント

大腸菌の定性試験では，対照として純粋培養した *E.coli*（大腸菌）を移植したものを用意し，結果を比較するとわかりやすい。

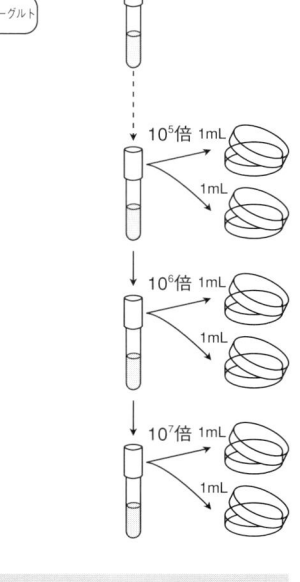

Ⅵ 食品の安全・衛生に関する実験

実験 4 スタンプ法による衛生検査

操作

① シャーレのキャップを取り外し，培地面の表面を検体の表面に軽く押し付ける。
② キャップを閉めて，容器に検体名を記入する。
③ 恒温器に入れて 35〜37℃で1〜2日間（室温の場合は2〜4日間）培養する。
④ スタンプに添付されている判定表の方法により，表面に発育したコロニー数を計測する。

①キャップを取り培地表面を検体に押し付ける
↓
②キャップを閉め，検体名を記入する
↓
③35〜37℃で1〜2日間培養する
↓
④コロニーを計測する

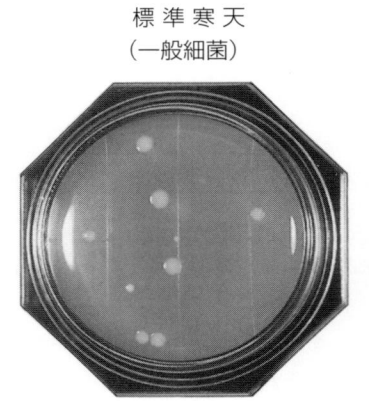

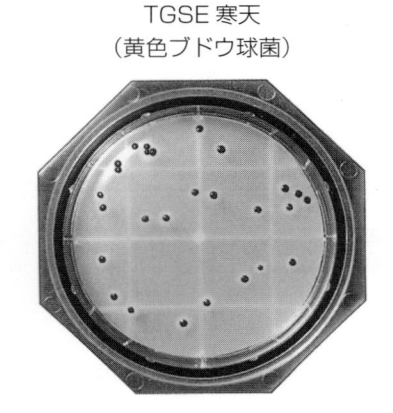

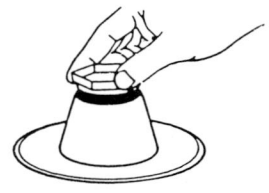

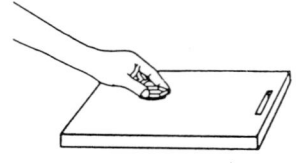

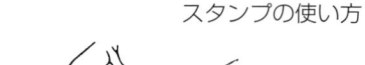

標準寒天
（一般細菌）

TGSE 寒天
（黄色ブドウ球菌）

スタンプの使い方

Ⅶ 食品成分の分離・確認と利用に関する実験

Ⅶ 1 デンプンの分離・確認

　デンプンは，ヒトのエネルギーおよびグルコース供給源として重要な成分で，グルコースのみを構成単糖とする植物の貯蔵多糖類である。冷水に不溶であるため，試料を破砕し，多量の水を加えてデンプン粒を沈殿させることにより容易に分離できる。分離したデンプンの確認は，ヨウ素デンプン反応と顕微鏡試験で行う。ヨウ素デンプン反応は，デンプン中のアミロースとアミロペクチンの含有割合により色調が変化する。アミロース含量が多いと青紫色で，アミロペクチンの割合が多くなるにつれて紫～赤紫～褐色となる。顕微鏡試験では，ヨウ素デンプン反応により呈色したデンプン粒子を検鏡し，その大きさ，形状などの特徴を観察する。

試料　ジャガイモ，市販デンプン
試薬　ヨウ素液：市販希ヨードチンキ（日本薬局方）1/40希釈液，グリセロール
器具　皮むき器，天秤，おろし金，ガーゼ，500 mL容ビーカー，200 mL容トールビーカー，ろ紙，乾燥器，湯煎器，三脚，ガスバーナー，200 mL容三角フラスコ，試験管，短試験管，パスツールピペット，点滴板，スライドガラス，カバーガラス，顕微鏡

実験 1 ジャガイモからのデンプンの分離・確認

＜デンプンの分離＞
① ジャガイモ約100 gをよく洗い，皮をむいて，秤量する。
② おろし金ですりおろす。
③ これを2枚重ねのガーゼに入れ，水200 mLを入れた500 mL容ビーカーの中にデンプン粒を揉みながら洗い出す（揉み出しは5，6回繰り返す）。
④ ビーカー中の洗液を5分間静置するとデンプン粒が沈殿するので，ビーカーを傾斜させ注意して上澄み液だけを捨てる。
⑤ 新しい水を約100 mL加えて撹拌しながら200 mL容トールビーカーに移し，静置後，上澄み液を捨てる。
⑥ さらに新しい水を約50 mL加えて撹拌後，予め秤量しておいたろ紙を用い直ちにろ過する。
⑦ ろ過後，デンプンをろ紙ごと105℃で乾燥し，秤量して，デンプンの収率を求める。

$$収率（\%）= \frac{デンプン質量（g）}{ジャガイモの質量（g）} \times 100$$

＜デンプンの確認＞
(1) ヨウ素デンプン反応
① 上記で得たジャガイモデンプン1 gを200 mL容三角フラスコに秤取し，水を加えて1％ジャガイモデンプン懸濁液にする。
② この懸濁液5 mLを試験管に取り，沸騰浴中で時々撹拌しなが

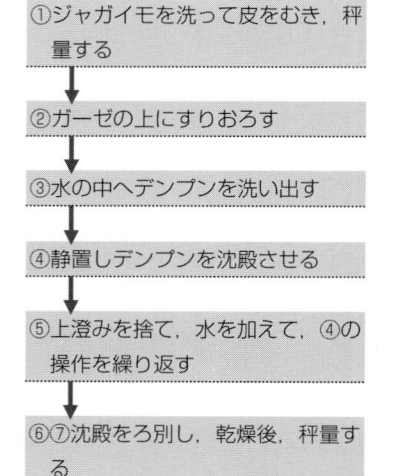

① ジャガイモを洗って皮をむき，秤量する
② ガーゼの上にすりおろす
③ 水の中へデンプンを洗い出す
④ 静置しデンプンを沈殿させる
⑤ 上澄みを捨て，水を加えて，④の操作を繰り返す
⑥⑦ 沈殿をろ別し，乾燥後，秤量する

① 1％デンプン懸濁液を調製する
② 懸濁液5 mLを沸騰浴中で10分加熱して糊化する

1．デンプンの分離・確認

ら10分加熱して，デンプンを糊化する。
③ 糊化したデンプン液は試験管ごと流水中で冷却した後，ヨウ素液を数滴加えてよく振り混ぜ，呈色した色調を観察する。

(2) 顕微鏡試験
① 1％ジャガイモデンプン懸濁液5 mLを短試験管に取り，ヨウ素液を数滴加えてよく振り混ぜる（ヨウ素デンプン反応によりデンプン粒が呈色し，やがて底に沈む）。
② パスツールピペットで短試験管の底の液を点滴板に3滴取り，グリセロール1滴と混ぜる。この1滴をスライドガラスに移し，カバーガラスをかぶせてプレパラートを作成する。
③ 顕微鏡下（接眼レンズ×10，対物レンズ×10→100倍）で観察し，スケッチする。

③ 糊化デンプン液にヨウ素液を加えて色調を観察する

① デンプン懸濁液5 mLにヨウ素液を加えて混ぜる
↓
② 呈色したデンプン液を3滴取り，グリセロール1滴と混ぜる
↓
② 混ぜた1滴を用いプレパラートを作成する。
↓
③ 顕微鏡下で観察し，スケッチする

実験 2 デンプンを含む市販粉製品の判別試験

デンプンが主成分の粉製品には，米粉（白玉粉，上新粉），小麦粉，コーンスターチ，片栗粉，さつまいも粉，タピオカ粉などがある。これらの粉製品を未知試料にし，ヨウ素デンプン反応や顕微鏡試験，さらに色調や触感などにより，どの粉製品であるかを判別する。

操　作
① 未知試料を数種類用意し，それぞれの1％懸濁液10 mLを試験管に取り，そのうち5 mLは短試験管に移してヨウ素液を添加後（全体の色調も記録），顕微鏡試験に用い，残りの5 mLは糊化した後，ヨウ素デンプン反応に用いる。
② ①での結果と五感での観察結果を参考資料と照合し，どの粉製品かを判別する。

課　題
(1) 白玉粉と上新粉のアミロース含量の違いが物性に与える影響を調べてみよう。
(2) 検討した粉製品を利用する加工食品について調べてみよう。

参考資料
(1) 市販粉製品の顕微鏡写真

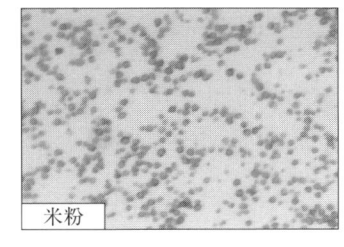

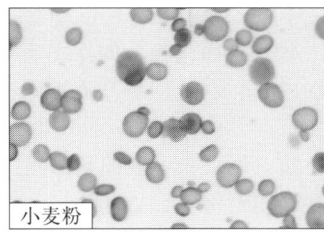

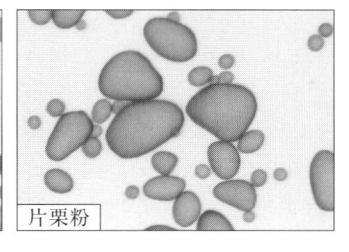

米粉　　　小麦粉　　　片栗粉

(2) 市販粉製品の種類と性状

粉製品	原料	デンプン粒の大きさ，形	アミロース含量	ヨウ素反応
白玉粉	もち米	極めて小さく，角ばった粒子	0 ％	赤褐色
上新粉	うるち米	極めて小さく，角ばった粒子	16～23 ％	青紫色
小麦粉（強力粉）	硬質小麦	丸みを帯び，小粒～中粒	27～30 ％	青紫色
コーンスターチ	とうもろこし	角ばった粒子で，小粒～中粒	20～28 ％	紫色
片栗粉	じゃがいも	丸型～楕円形で，小粒～大粒	23～25 ％	青紫色
さつまいも粉	さつまいも	角ばった粒子～釣鐘状で，小粒～中粒	18～19 ％	青紫色
タピオカ粉	キャッサバ	角ばった粒子～釣鐘状で，小粒～中粒	17～18 ％	青紫色

VII 2 卵黄の脂質成分の分離・確認と利用

鶏卵の脂質の大部分は卵黄に含まれる。卵黄脂質の組成は，約 65 % が脂肪，約 30 % がリン脂質，約 5 % がコレステロールと微量のカロテノイドから構成される。脂肪はオレイン酸を最も多く含み，リン脂質では乳化作用を持つレシチン（ホスファチジルコリン）が最も多く含まれる。コレステロール含量も比較的高い。ここでは，卵黄に含まれる脂質成分を薄層クロマトグラフィーで分離して確認する。また，マヨネーズの製造過程から卵黄の乳化作用を観察する。

試料 標準脂質溶液〔市販の標準脂質混合物または，トリオレイン，オレイン酸，ホスファチジルコリン，コレステロール，オレイン酸コレステロールの混合溶液（各 0.2 % のクロロホルム・メタノール混液）〕，鶏卵卵黄，食酢，食塩，砂糖，サラダ油など

試薬 クロロホルム・メタノール（1:1）混液，展開剤（石油エーテル：エーテル：酢酸 = 79:20:1），発色剤〔50 mg の塩化鉄（Ⅲ）（$FeCl_3 \cdot 6H_2O$）を 90 mL の水に溶かし，酢酸 5 mL と濃硫酸 5 mL を加える〕

器具 シリカゲル塗布アルミシート（5×15 cm），展開槽，ドライヤー，駒込ピペット，毛細管，噴霧器と二連球，乾燥器，トレーシングペーパー（5×15 cm），試験管ミキサー

実験 1 脂質成分の分離・確認

操作

① シリカゲル塗布面を手で触れないようにして，シートを縦長におく。下端から約 1 cm の位置に鉛筆で軽く線を引き，2ヶ所（左右端からそれぞれ約 1.5 cm）に，標準脂質溶液と試料を添加する×印（原点）を付ける。

② 展開槽に展開剤を下から 5 mm 程度入れ，ふたをして密閉しておく。

③ 試験管に卵黄 0.5 g を取り，クロロホルム・メタノール混液を 3 mL 加えて試験管ミキサーで 1 分間混合する。

④ 静置して 2 層に分離させた後，上層を毛細管で吸い上げシートの×印の上に置き浸み込ませる。ドライヤーなどで乾かしながら 5〜10 回繰り返して付ける。標準脂質溶液も同様に毛細管で吸い上げ，もう一方の×印の上に 5〜10 回繰り返して付ける。

⑤ シートを乾燥させた後，線を引いた端を下にして展開剤に浸け，展開槽内に立てかける。展開槽のふたはすぐに閉める[*1]。

⑥ 展開剤がシートの上端から 1 cm 近くまで浸透したらシートを取り出し，展開剤の浸透先端に鉛筆で印を付ける[*2]。

⑦ 風乾した後，シート全体に発色剤を噴霧して 100 ℃ の乾燥器で 10〜15 分間発色させる。コレステロールを含む成分は紫色，その他の成分は茶色のスポットとして現れる。

⑧ シートを取り出し，直ちに鉛筆でスポットの形をなぞる[*3]。トレーシングペーパーに結果を写し，原点から展開剤の浸透先端までの距離，原点から各スポットの中心までの距離を計測する。

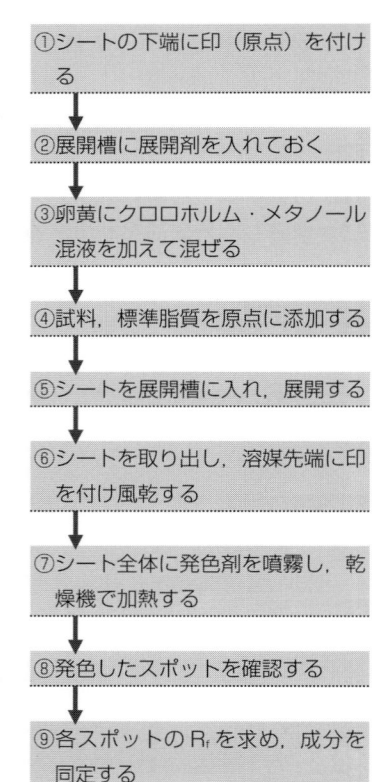

① シートの下端に印（原点）を付ける

↓

② 展開槽に展開剤を入れておく

↓

③ 卵黄にクロロホルム・メタノール混液を加えて混ぜる

↓

④ 試料，標準脂質を原点に添加する

↓

⑤ シートを展開槽に入れ，展開する

↓

⑥ シートを取り出し，溶媒先端に印を付け風乾する

↓

⑦ シート全体に発色剤を噴霧し，乾燥機で加熱する

↓

⑧ 発色したスポットを確認する

↓

⑨ 各スポットの R_f を求め，成分を同定する

2．卵黄の脂質成分の分離・確認と利用

⑨ 各スポットの移動率（R_f）を計算し，標準脂質と試料のスポットのR_f値や色を比較して成分を同定する*4。

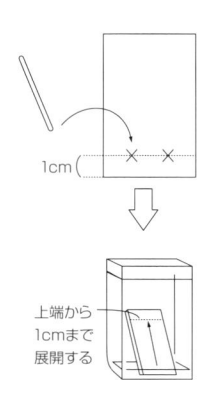

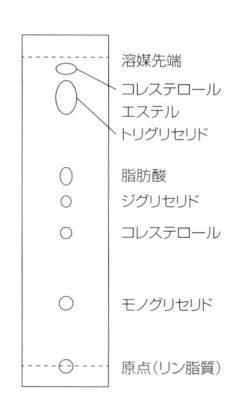

卵黄の脂質成分

（図：TLCシートの展開操作と，卵黄の脂質成分のスポット──溶媒先端，コレステロールエステル，トリグリセリド，脂肪酸，ジグリセリド，コレステロール，モノグリセリド，原点(リン脂質)）

実験 2　マヨネーズの製造

操作
① ボウルに，卵黄1個，食塩2 g，砂糖1.5 gを入れ，ハンドミキサーで混ぜた後，食酢15 mLを加えてよく混ぜる。
② サラダ油100 mLのうち10 mL程度を入れて混ぜ，乳化状態を観察する。
③ 残りの油を少しずつ加えながら混ぜ，乳化状態を観察する。

①卵黄，食塩，砂糖，食酢を混ぜる
↓
②油を少量加えて混ぜる
↓
③油を少しずつ加えながら混ぜる

課題
(1) 卵黄にはどのような脂質成分が含まれているかをまとめてみよう。
(2) マヨネーズの製造原理やエマルションについて調べてみよう。

ポイント
*1　展開中はふたを開けてはいけない。
*2　浸透先端がシートの上端を超えないように注意する。
*3　スポットの発色はすぐに退色するので注意する。
*4　移動率の求め方は，＜p.39 基礎知識＞を参照。

Ⅶ 3 タンパク質の分離・確認と利用

　食品の主要な成分であるタンパク質を分離するため，植物性食品としては小麦，動物性食品としては牛乳を用い，それぞれに含まれるタンパク質の分離と確認を行う。小麦成分の特徴は穀類の中でもタンパク質含量が比較的高いことであり，多いものでは14％に達する。小麦の主なタンパク質は，グリアジンとグルテニンであり，少量の水を加えて練ると，これら2種類のタンパク質の複合体であるグルテンが形成される。このグルテンは，小麦粉の粘弾性をはじめ小麦粉の特異的な性質の原因となる。市販の小麦粉は，タンパク質含量により強力粉（11〜14％）・準強力粉（10〜13％）・中力粉（8〜11％）・薄力粉（6〜9％）に分類され，それぞれの特性を利用して各種の食品に加工されている。また，牛乳は成分的にバランスの取れた食品であり，良質のタンパク質（主成分はカゼイン）とカルシウムの供給源として大切である。特にチーズは，カゼインと脂質が約10倍に濃縮された高栄養食品で，中でもカテージチーズは，牛乳に酸を加えるだけで手軽に作れる軟質の低脂肪チーズとして，よく知られている。

試　料	小麦粉（強力粉），牛乳
試　薬	ヨウ素液，60％エタノール，0.2 M 水酸化ナトリウム溶液，10％塩酸溶液，5％水酸化ナトリウム溶液，食酢
器　具	天秤，ガーゼ，ボウル，100 mL 容三角フラスコ，冷却管，恒温水槽，蒸発皿，湯煎器，三脚，ガスバーナー，ろ紙，試験管，1 L 容ビーカー，金ザル

実験 1　小麦タンパク質の分離と確認

① 小麦粉（強力粉）50 g を秤量しボウルに入れ，少量の水（30 mL）を徐々に加えて，粉気がなくなるまでよく練る。
② 練ったもの（ドウと呼ばれている）は，約20分間放置する。
③ ドウを流水中で揉むと，デンプン粒が流れ出す。この白く濁った洗液を試験管に少量取り，ヨウ素液を加えてヨウ素デンプン反応（p.100参照）を行う。
④ 白い泥状のデンプン（ドウの約7割を占める）が全部除かれると，黄味を帯びた粘弾性の強いグルテンが残る。
《注意》グルテンの分離で実験を終了する場合は，得られたグルテンを乾燥し，収率を求める。また，グルテンを小さくちぎって試験管に少量取り，ビウレット反応（p.44参照）を行って，タンパク質であることを確認する。
⑤ このグルテンを小さくちぎり，100 mL 容三角フラスコに入れ，60％エタノールを50 mL 加え，冷却管を取り付けて40

---

① 小麦粉 50 g に水（30 mL）を徐々に加えて，練る

② 練ったもの（ドウ）は，約20分間放置する

③ ドウを流水中で揉む

白く濁った洗液を取り，ヨウ素デンプン反応を行う

④ デンプンを全部除き，グルテンを得る（終了する場合は，グルテンを乾燥し収率を求める）

⑤ グルテンをちぎり，60％エタノール 50 mL 加える

⑤ 冷却管を取り付けて 40〜50℃で1時間加温する

⑥ 反応液を4重にしたガーゼでろ過する

⑦ ろ液を蒸発皿に入れ，湯浴上で蒸発乾固させる

⑦ 粗グリアジンを秤量し，収率を求める

⑧ 残渣に 0.2 M NaOH 溶液 50 mL 加え，2時間放置する

⑨ 反応液を4重にしたガーゼでろ過する

⑩ ろ液を10％塩酸溶液で中和し，沈殿を得る

⑪ 沈殿を4重にしたガーゼでろ過し，沈殿をろ紙に移す

3．タンパク質の分離・確認と利用

　～50 ℃ で 1 時間加温する。
⑥ 反応液を 4 重にしたガーゼでろ過する。
⑦ ろ液を予め秤量しておいた蒸発皿に入れ，湯浴上で蒸発乾固させた後，粗グリアジンを秤量し収率を求める。
⑧ ⑥でガーゼに残った残渣を 100 mL 容三角フラスコに入れ，0.2 M 水酸化ナトリウム溶液 50 mL を加え，2 時間放置する。
⑨ 反応液を 4 重にしたガーゼでろ過する。
⑩ ろ液を 10 % 塩酸溶液で中和すると，沈殿が析出する。
⑪ 沈殿を 4 重にしたガーゼでろ過し，得られる沈殿を予め秤量しておいたろ紙に移す。105 ℃ で乾燥し，粗グルテニンを秤量し収率を求める。
⑫ 得られたグリアジンとグルテニンを小さくちぎって試験管に少量取り，ビウレット反応を行って，タンパク質であることを確認する。

⑪ 105 ℃ で乾燥し，粗グルテニンを秤量し，収率を求める
↓
⑫ 得られたグリアジンとグルテニンは，ビウレット反応を行う

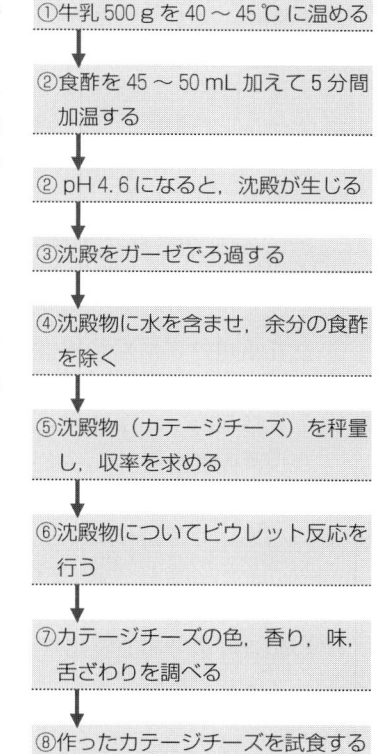

実験 2　牛乳からのカゼインの分離・確認と利用

① 牛乳 500 g を予め熱湯消毒した 1 L 容ビーカーに入れ，湯浴で 40～45 ℃ に温める。
② 食酢を 45～50 mL 加えて 5 分間加温した後，pH を測定する。
《注》カゼインの等電点の pH 4.6（±0.2）であれば，液全体に濁りがなくタンパク質（正確には脂肪も含まれているのでカードという）が完全に分離する。所定の pH に達していなければ，液の濁りがなくなるまで食酢を追加する。
③ ボウルと金ザルをセットした上に 4 重にしたガーゼを敷き，②の液を全て流し込む。
④ ガーゼ上に残ったものがカテージチーズで，そのまま絞って水分を減じ，さらに水を含ませて絞ることにより余分の食酢を除く。
⑤ ガーゼの中のカテージチーズを秤量し，収率を求める。

$$収率（\%）= \frac{カテージチーズの質量（g）}{使用した牛乳の質量（g）} \times 100$$

⑥ 試験管に少量のカテージチーズを取り，ビウレット反応を行って，タンパク質であることを確認する。
⑦ カテージチーズの色，香り，味，舌ざわりを調べる。
⑧ カテージチーズ 20 g を 1 とし，これに対してマヨネーズをそれぞれ 0.1，0.3，0.5 の割合で混ぜて練ったもの（ディップ）を作る。3 種類のディップをそれぞれクラッカーに塗って試食し，マヨネーズの好ましい割合を決める。
《注意》調製したカテージチーズを試食する際は，手，指の消毒と使用する器具の殺菌を行い，食中毒が起きないよう十分に留意する。

① 牛乳 500 g を 40～45 ℃ に温める
↓
② 食酢を 45～50 mL 加えて 5 分間加温する
↓
② pH 4.6 になると，沈殿が生じる
↓
③ 沈殿をガーゼでろ過する
↓
④ 沈殿物に水を含ませ，余分の食酢を除く
↓
⑤ 沈殿物（カテージチーズ）を秤量し，収率を求める
↓
⑥ 沈殿物についてビウレット反応を行う
↓
⑦ カテージチーズの色，香り，味，舌ざわりを調べる
↓
⑧ 作ったカテージチーズを試食する

課題

(1) 4 種類の小麦粉（強力粉，準強力粉，中力粉，薄力粉）を使用する加工食品についてそれぞれ調べてみよう。
(2) 牛乳とカテージチーズ，カマンベールチーズおよびプロセスチーズの成分を比較し，チーズの栄養面での特徴を調べてみよう。

VII 4 豆腐の製造（大豆グロブリンの分離）

　大豆はタンパク質と脂質の含量が高く，植物性食品の中では特に重要なタンパク質の供給源となっている。タンパク質の主成分はグロブリンであるが，共存する可溶性成分の働きによって水で容易に抽出される。この性質は豆腐の製造などに利用されている。豆腐は，大豆のタンパク質や脂質などを熱湯で溶出させ，同時にタンパク質を熱変性させて，凝固剤によって固めた，多水分ゲル食品である。通常は大豆を水に浸漬した後，磨砕，加熱，搾汁などの操作を行って得られた溶液（豆乳）に，適量の凝固剤を加えて作られる。豆腐の種類には豆乳の濃度や製法の違いによって，木綿豆腐，絹ごし豆腐，袋入り豆腐（充填豆腐）などがある。

実験 1 硫酸カルシウムによる木綿豆腐の製造

　木綿豆腐は，凝固剤として硫酸カルシウム（$CaSO_4$）を用いて豆乳を凝固させてから，布を敷いた穴あき型箱に入れ，圧搾，脱水成型して製造する。

操作

① 大豆 150 g を 3 倍量の水（約 500 mL）に一夜浸漬させる。
② 水切りした大豆に水を 300 mL 加え，ミキサーで 3 分磨砕する（これを"ご"という）。
③ 追加する水 1200 mL の一部でミキサーを洗い，"ご"と合わせ鍋に入れ，沸騰後 5 分加熱する。この間ふきこぼれないように，木杓子でしっかり撹拌する。火力は沸騰が続く程度にする。
④ 加熱した"ご"はこし袋でろ過し，豆乳とおからに分ける。
⑤ 豆乳重量の 0.4 % に相当する硫酸カルシウムを用意し，ぬるま湯 50 mL に懸濁させておく。
⑥ 豆乳は 75 ～ 80 ℃ に保ち，木杓子でゆっくり十字を切りながら，凝固剤を 2 ～ 3 回に分け加えていく。
⑦ 10 分程度静置すると凝固してくる。
⑧ 穴のあいた型箱にぬらしたさらしを敷き，凝固した豆腐を入れ，上から重し（300 g 程度）をして 20 分置き，余分な水分を取る。
⑨ 型箱より取り出し，流水で水さらしを行い余分の凝固剤を除くと木綿豆腐ができる。

①大豆 150 g に水 500 mL 加え一夜浸漬する
↓
②ミキサーで 3 分磨砕する
↓
③1200 mL の水に，"ご"を加え沸騰後 5 分加熱する
↓
④こし袋でろ過し，豆乳とおからに分ける
↓
⑤豆乳質量の 0.4 % に相当する硫酸カルシウムを用意する
↓
⑥豆乳は 75 ～ 80 ℃ に保ち，凝固剤を 2 ～ 3 回に分け加えていく
↓
⑦10 分後凝固を確認する
↓
⑧穴のあいた型箱にさらしを敷く
↓
⑨凝固した豆腐を入れ，重しをして余分の水分を取る
↓
⑨流水にさらし，凝固剤を除く

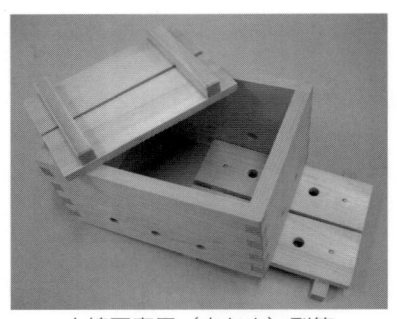

木綿豆腐用（穴あき）型箱

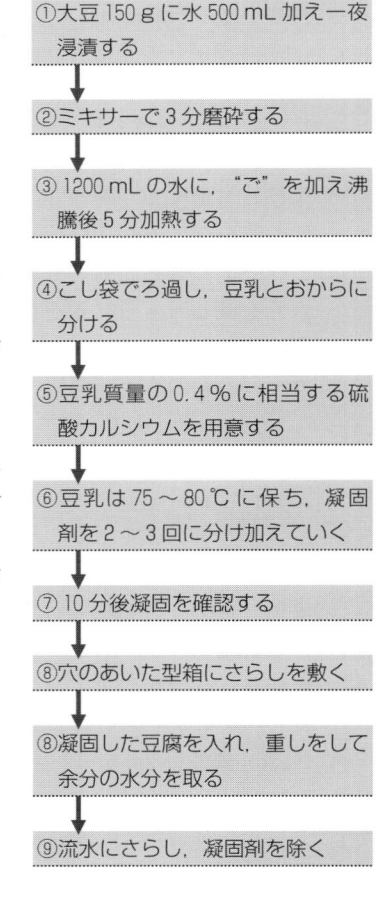

4. 豆腐の製造（大豆グロブリンの分離）

実験 2　グルコノ-δ-ラクトンによる絹ごし豆腐の製造

絹ごし豆腐は，木綿豆腐より濃い豆乳に凝固剤を入れ，豆乳全体を凝固成型して製造する。今回は凝固剤にグルコノ-δ-ラクトンを使用する。

操　作

① 〔実験1〕と同様に大豆を浸漬する。
② 〔実験1〕同様にミキサーにかけ"ご"を得る。
③ 追加する450 mLでミキサーを洗い，"ご"と合わせ鍋に入れ，沸騰後5分加熱する。この間ふきこぼれないように，木杓子でしっかり撹拌する。火力は沸騰が続く程度にするが，木綿に比べ液量が少ないのでこげつかないよう注意する。
④ 加熱した"ご"はこし袋でろ過し，豆乳とおからに分ける。
⑤ 豆乳重量の0.3 %に相当するグルコノ-δ-ラクトンを用意し，ぬるま湯20 mLに溶かす。
⑥ 豆乳は90 ℃に保ち，凝固剤を入れてかき混ぜたら，直ちに型箱に入れる。
⑦ 20分程度静置し凝固したら，型箱から取り出し，流水で水さらしを行い，余分の凝固剤を除くと絹ごし豆腐ができる。

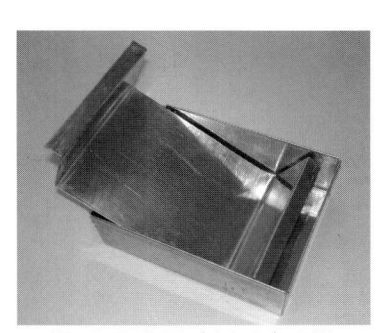

① 〔実験1〕と同様に浸漬する
↓
② 〔実験1〕と同様ミキサーにかける
↓
③ 450 mLの水と"ご"を加え沸騰後5分加熱する
↓
④ こし袋でろ過し，豆乳とおからに分ける
↓
⑤ 豆乳質量の0.3 %に相当するグルコノ-δ-ラクトンを用意する
↓
⑥ 豆乳は90 ℃に保ち，凝固剤を加え，直ちに型箱にうつす
↓
⑦ 20分後凝固したら，流水にさらし凝固剤を除く

絹こし豆腐用（穴なし）型箱

課　題

湯葉*の製造

熱湯を追加しない以外は〔実験2〕と同様の方法で調整した豆乳（もし，絹ごし豆腐用の豆乳が余っていた場合は，それでもよい）を浅い鍋に入れて加熱し，（生）湯葉を製造してみよう。

＊基礎知識　湯　葉

豆乳を浅い鍋に入れて加熱したとき，表面に生じる皮膜を生湯葉という。これを乾燥させたものが一般に湯葉と呼ばれている（乾燥湯葉ともいう）。湯葉は消化のよい大豆食品で，京料理などの日本料理でよく用いられる食材である。

VII 5 リンゴペクチンとジャム

　ペクチンは果実に多く含まれている単純多糖である。未熟なうちはプロトペクチンの形で存在しており，熟してくると酵素の作用でペクチンに変化する。この変化は加熱によっても起こる。ペクチンは砂糖，酸とともにゲル化[*1]し，ゼリージャムとなる。

試料
- 実験1）リンゴジュース，グレープフルーツジュースなど
- 実験2）リンゴ（正味150 g），砂糖（120 g果肉の80～60 %），水60 mL，レモン汁10 mL（またはクエン酸0.4 g）

試薬
- 実験1）95 % エチルアルコール

器具
- 実験1）試験管，駒込ピペット
- 実験2）鍋，ざる，うらごし器，木杓子，ボール，糖度計，温度計（200 ℃），ガラスのコップ，天秤，ツイストびん（200 mL）

実験1　ペクチン量の測定

操作
① 試験管に果汁3 mLを取り，95 % エチルアルコール3 mLを加えて様子を観察する。

判定

全体がゼリー状に凝固	++	多量に含まれる
ゼリー状のものが半分くらい浮遊している	+	中位含まれる
ほとんど凝固物がない	−	少量しか含まれない

ペクチン量の測定
−　　+　　++

実験2　リンゴジャムの製造

操作
① リンゴは水洗いの後，皮をむき，芯を取って1～2 %の食塩水に浸ける。
② リンゴの正味の重さを合わせ，薄切りにして鍋に入れる。
③ これに水を計算量だけ入れ，柔らかくなるまで煮る（ふたをして5分程度）。
④ 柔らかくなったリンゴをうらごしにかけ，別の鍋に入れる。
⑤ このリンゴパルプに計算量の砂糖を入れ，煮詰める[*2]。
⑥ この間にびんの洗浄と殺菌[*3]を行う。

①リンゴを洗浄し，皮をむいて芯を取り，食塩水に浸す
↓
②③質量調整後，薄切りにして鍋に入れ，水を加えて加熱する
↓
④うらごしにかける
↓
⑤鍋に入れ砂糖を加え，適当なところまで煮つめる

*1　**ポイント**　ゲル化
　ジャムはペクチン，酸，および糖の共存が必要であり，製品100 gに対してペクチン0.7～1.6 g，有機酸はクエン酸として0.2～0.3 g（これはpH 2.8～3.6となる），糖は60～68 gの範囲内でゲル化する。

⑦ リンゴによって酸味の足りないときはレモン汁を加えて仕上げる。
⑧ できあがったジャムの一部を取り，冷やしてから糖度，pH を測る。
⑨ ジャムの質量を秤り，濃縮率（煮詰め割合）を求める。
⑩ ジャムを予め殺菌したびん*3 に詰める。
⑪ 肉詰めしたびんにふたをのせ軽く閉める（仮しめ）。
⑫ これをお湯（50 ℃ 位）を入れたボールに浸し加熱する。
⑬ 沸騰後，5 ～ 10 分で取り出し，熱いうちにふたを固く閉め，逆さに倒す。
⑭ 5 分後に元に戻して静置，そのまま冷却する（最後は流水中で）。
⑮ 製品には品名，製造年月日などを記入したラベルを貼る。

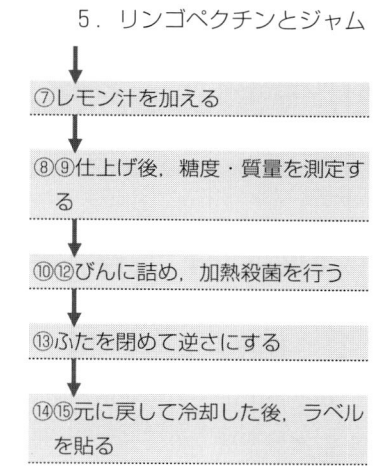

5．リンゴペクチンとジャム
↓
⑦レモン汁を加える
↓
⑧⑨仕上げ後，糖度・質量を測定する
↓
⑩⑫びんに詰め，加熱殺菌を行う
↓
⑬ふたを閉めて逆さにする
↓
⑭⑮元に戻して冷却した後，ラベルを貼る

ラベルの書きかた例

品　　名	リンゴジャム
原材料	リンゴ・砂糖・クエン酸
内容量	180 g
賞味期限	2016. 12. 31

計　算

$$濃縮率（\%）= \frac{出来上がりの質量}{材料質量の合計} \times 100$$

課　題

(1) ゼリー化における酸と糖の役割について調べてみよう。
(2) 濃縮率は 70 % 程度が標準とされているが，結果の数値からその意味を考察してみよう。

---

*2 **ポイント** 仕上点の判断基準
(1) コップテスト
　コップテストはコップに冷水を入れ，ジャムを滴下してその状態を見る。滴下液が水面近くで散ってしまうのは濃縮が不十分で，コップの底まで落ちて散る状態が最適糖度となる。
(2) スプーンテスト
　スプーンテストはジャムをやや冷ましてから空中から滴下させ，その状態をみる。液状で滴る場合は不十分で，シート状（薄膜状）に垂れれば最適糖度となる。 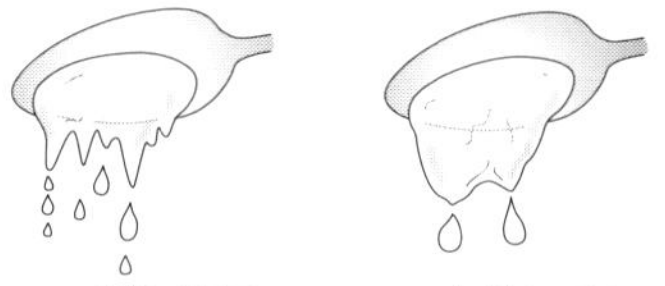
(3) 温度計法
　濃縮中のジャムの温度が 104 ～ 105 ℃ となれば最適糖度となる。
(4) 糖度
　糖度計で計測し，糖度 55 ～ 65 % であること。

*3 **ポイント** びんの殺菌法
　保存びんの点検 → 洗浄 → びんとねじぶたを鍋に入れ，水から徐々に煮たてる。→ 80 ℃ 位でねじぶたを取り出す → びんは沸騰湯浴 10 分間殺菌する → 殺菌後びんとふたは，熱湯消毒したざるに伏せておく。

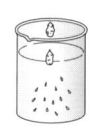

すぐに溶けて，水面近くで散る
不十分

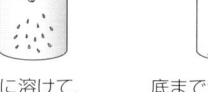

底まで散らずにやわらかい塊で落ちる
最適

シロップ状に滴下
不十分

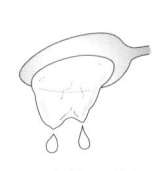

シート状に垂れ下がる
最適

VIII 酵素・消化に関する実験

VIII 1 酵素の触媒作用

1. 触媒作用とは

　化学反応による物質の合成や分解には，普通の条件ではなかなか起こりにくいものが多い。デンプンの水溶液はそのままでは分解してグルコース（ブドウ糖）になることはない。ところが，何かの物質を入れると，化学変化する物質どうしの接触（接触の媒体の働き）が起こりやすくなったり，その物質どうしの活性化が起こり，速やかに反応が起こってくる。しかし，入れた物質は反応の前後でほとんど変化しない。このような物質を触媒と呼ぶ。

　生体内，特に細胞内は一般に化学反応の起こりにくい温和な条件下にある。そこで反応が円滑に起こるのは，触媒としての酵素の働きがあるからである。酵素とは，触媒の働きを持つタンパク質である。そのため酵素は生体触媒とも呼ばれ，生体内の反応はそのほとんどが酵素によって行われるといってよい。従って酵素には様々な種類があり，その作用も非常に多様である。また酒や味噌，醤油などの発酵食品は，全て微生物が持っている少なくとも10数種類以上の酵素の触媒作用を利用して造られている。

酵素剤による食品の製造・処理の例

酵素剤	基源	用途
アミラーゼ	かび，細菌，麦芽	ブドウ糖の製造，酒の製造
プロテアーゼ	かび，細菌	醤油，味噌の製造，肉の軟化
ペクチナーゼ	かび	果汁の清澄化
インベルターゼ	酵母	転化糖の製造
ナリンギナーゼ	かび	果汁の苦味除去
グルコースイソメラーゼ	放線菌	果糖の製造
グルコースオキシダーゼ	かび	包装食品の酵素除去
イヌリナーゼ	かび，細菌	果糖の製造
ヘスペリジナーゼ	かび	みかん缶詰の白濁防止
リボヌクレオチダーゼ	かび，細菌	核酸系調味料の製造

2. 一般的性質

実験　カタラーゼ（過酸化水素分解酵素）

　植物や動物の細胞の中に含まれる酵素であるカタラーゼの生体触媒としての作用と，無機触媒である酸化マンガン（Ⅳ）の作用を，種々の条件下で比較し，酵素の触媒としての一般的性質を調べる。

　　触媒による分解反応　　$2H_2O_2$（過酸化水素）$\rightarrow 2H_2O + O_2$（酸素）

　　　　　　　　　　　　　　　↑触媒作用
　　　　　　　　　　カタラーゼまたは酸化マンガン（Ⅳ）

1．酵素の触媒作用

試　　料	タマネギやジャガイモを5mm角に切った小片，また新鮮な肝臓片と酸化マンガン（Ⅳ）
試　　薬	過酸化水素水（H_2O_2），酸化マンガン（Ⅳ）（MnO_2），塩酸（HCl），水酸化ナトリウム（NaOH）
器　　具	試験管，ビーカー，ピンセット，メスシリンダー，メスピペット，ガスバーナー，セラミック付き金網，三脚

1）最適温度について

酵素は一定の温度範囲で活性を示し，最適温度で最大の触媒作用を行う。

酵素分子は，ほとんどが40℃付近の温度で活発に作用する共通の性質を持っている。反面，酵素は非常に不安定な物質で，50℃付近から変性し始め，一般に70℃以上で数分間加熱すると，酵素タンパク質が変性して構造が変化するために失活する。体温が40℃を超すと生命に危険がおよぶのはこのためである。

操　　作

① 3％の過酸化水素水を調製する。
② 対照としてのAとA′には蒸留水を入れ，その他の試験管には過酸化水素水を2mLずつ入れて，ABCDには生の組織片を入れ，A′B′C′D′には酸化マンガン（Ⅳ）の小粒を入れる。ただし，DとD′の試料を別にそれぞれ異なるビーカーで5分以上煮沸を行う。BとB′の過酸化水素水は予め4℃に冷やしておくか，試験管を氷中に浸して行う。
③ 各試験管の気泡発生量の多少を記号で記録する。

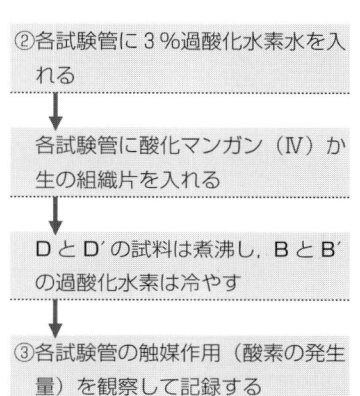

②各試験管に3％過酸化水素水を入れる
↓
各試験管に酸化マンガン（Ⅳ）か生の組織片を入れる
↓
DとD′の試料は煮沸し，BとB′の過酸化水素は冷やす
↓
③各試験管の触媒作用（酸素の発生量）を観察して記録する

試験管	生体触媒の場合				無機触媒の場合			
	A（対照）	B（低温）	C（室温）	D（高温）	A′（対照）	B′（低温）	C′（室温）	D′（高温）
3％過酸化水素水	―	2mL	2mL	2mL	―	2mL	2mL	2mL
水	2mL	―	―	―	2mL	―	―	―
試料	生の組織片				酸化マンガン（Ⅳ）			
反応温度	室温	冷却（4℃）	室温	加熱（沸騰5分）	室温	冷却（4℃）	室温	加熱（沸騰5分）
気泡発生量								

＊気泡の発生量を，かなり多い：＋＋＋，多い：＋＋，少ない：＋，ない：－　で記録する。

Ⅷ 酵素・消化に関する実験

2）最適 pH について

酵素は一定の pH 領域にあるときに活性を示し，最適 pH で最大の触媒作用を行う。

酵素分子は，ほとんどが中性付近の水溶液中で活発に作用する共通の性質を持っている。しかし，酵素タンパク質は少し電気を帯びており（＜p.47 実験3 食品タンパク質の等電点＞参照），pH が変化すると，その電気の状態が変化して，酵素の構造に影響がおよんで失活する。

操作

① 各試験管に 2 mL の 3 ％過酸化水素水を入れる。ただし，E と E′ には対照として過酸化水素水を入れずに蒸留水のみ 4 mL 入れる。

② 過酸化水素水に F と F′ には蒸留水，H と H′ には 1 M HCl，G と G′ には 1 M NaOH を 2 mL ずつ入れてよく混ぜる。試験管 EFGH には酸化マンガン（Ⅳ）を入れ E′ F′ G′ H′ には生の組織片を入れる。

③ 各試験管の気泡発生の多少を記号*で記録する。

《注》過酸化水素はアルカリ性に弱いため，水酸化ナトリウムを入れた場合は気泡が周りの試験管壁から多く出ることがある。

①各試験管に 3 ％過酸化水素水を入れる
↓
1 M HCl と 1 M NaOH を所定の試験管に入れる
↓
各試験管に酸化マンガン（Ⅳ）か生の組織片を入れる
↓
③各試験管の酸素の発生量を観察して記録する

試験管	生体触媒の場合				無機触媒の場合			
	E（対照）	F（中性）	G（アルカリ性）	H（酸性）	E′（対照）	F′（中性）	G′（アルカリ性）	H′（酸性）
3 ％過酸化水素水	―	2 mL	2 mL	2 mL	―	2 mL	2 mL	2 mL
水	4 mL	―	―	―	4 mL	―	―	―
試料	生の組織片				酸化マンガン（Ⅳ）			
pH の調整	―	水 2 mL	NaOH 2 mL	HCl 2 mL	―	水 2 mL	NaOH 2 mL	HCl 2 mL
気泡発生量								

*気泡の発生量を，かなり多い：＋＋＋，多い：＋＋，少ない：＋，ない：― で記録する。

課題

（1）化学反応における触媒の働きとは，どのような働きかを調べてみよう。
（2）生体触媒と無機触媒の違いを考えてみよう。

3）基質特異性について

　酵素は様々な性質を持っているが，基質特異性は生体触媒である酵素の重要な性質である。

　酵素自身を作っているタンパク質は，体の中の他のタンパク質と比べると非常に大きな構造を持っているが，化学反応に関係するのはその一部分である。すなわち，酵素反応は酵素タンパク質上の小さなくぼみで基質と結合して起こるからである。酵素の働きは基質に結合してその基質を変化させることである。よって，分解酵素であれば，基質（α＋β）は，その化学結合を切断され生成物αとβになり，合成酵素であれば基質αと基質βは引き寄せられて結合し，生成物（α＋β）となる。しかし酵素は無機触媒とは異なり（実験を参照），基質と酵素上の基質との結合部分（くぼみ）は，鍵と鍵穴のような関係にあって，1つの酵素は限られた基質としか反応することができない。これは，それぞれ異なる酵素がタンパク質としての個別の構造を持っているからである。このような性質は，基質特異性と呼ばれている。

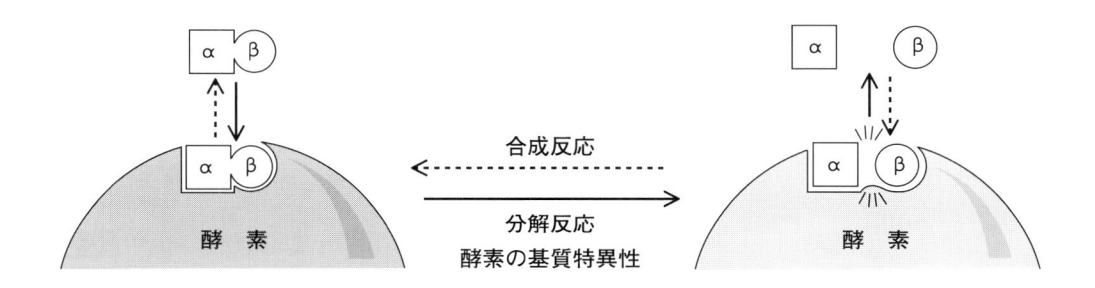

酵素の基質特異性

基礎知識

　酵素を物質として最初に精製したのはフランスのペイアンとペルゾーである。1833年，彼らはデンプンを糖に変える物質を麦芽から取り出しジアスターゼと名付けた。ジアスターゼの語尾「アーゼ（ase）」は1898年，デュクローの提唱により，酵素名の語尾に用いられるようになった。酵素の働きについては，1837年にスウェーデンのベリツェリウスが触媒作用の概念を提唱して認められるようになった。しかし，発酵の仕組みはフランスのパスツールやリービッヒの長い論争のように謎であった。20世紀に入ってマイヤーホフやドイツのウイルシュテッターによるサッカラーゼの精製，アメリカのサムナーによるウレアーゼの結晶化などを経て，1940年代になってノースロップによるトリプシンやペプシンの純粋な結晶化によって，酵素は触媒作用を持ったタンパク質であることが認められるに至った。

参考資料 反応温度とpH

・酵素は，反応液がそれぞれ一定の温度範囲とpH領域にあるときに活性を示す。
・酵素が最大の活性を示すときの温度を最適温度，pHを最適pHという。

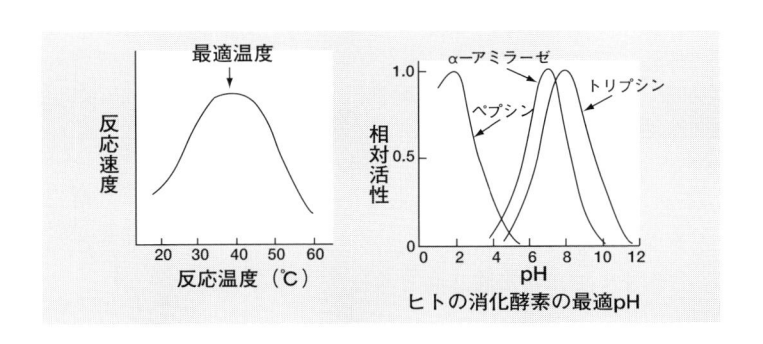

ヒトの消化酵素の最適pH

Ⅷ 2 α-アミラーゼ（液化型）とβ-アミラーゼ（糖化型）の作用点の違い

　アミラーゼはデンプンやグリコーゲンのような多糖類を分解する酵素の総称である。このような多糖類は，まず，だ液アミラーゼ（プチアリン），次に，すい液アミラーゼ（アミロプシン）によって加水分解される。これらの消化酵素はα型に属し，下図に示すように，多糖類の中のグルコースどうしのα-1, 4グリコシド結合をランダム（任意）に近い形で切断し，デキストリン，α-マルトース（麦芽糖），イソマルトースなどに分解していき，デンプン分子は小さく（低分子化）なっていく（液化）。これに対してβ-アミラーゼ（ジアスターゼ）は，ヒトの消化液にはないが，植物中には存在し，下図に示すように，α-1, 4グリコシド結合を切断し，糖鎖の末端からグルコース2個ずつに分解して，β-マルトース（麦芽糖）を生ずる（糖化）。しかし，アミロペクチンの糖鎖の分岐点であるα-1, 6グリコシド結合は切断できない。よって，そこで多くの高分子のデキストリンができる。これを「限界デキストリン」という。

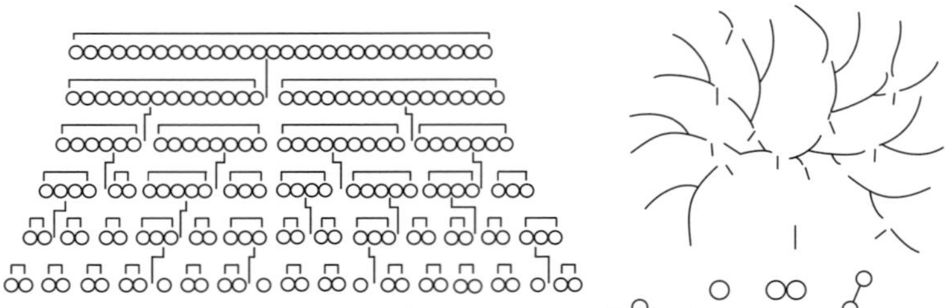

（○）グルコース　（○○）α-マルトース　イソマルトース
α-アミラーゼによるアミロース（左）とアミロペクチン（右）の分解

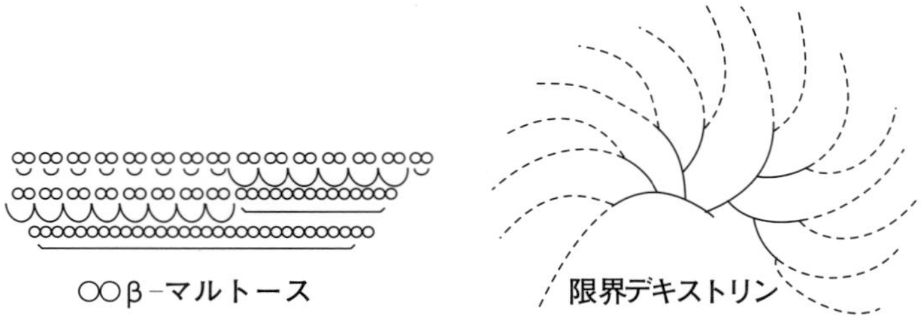

∞β-マルトース　　　限界デキストリン
β-アミラーゼによるアミロース（左）とアミロペクチン（右）の分解

試料／試薬　α-アミラーゼ液（だ液を使用する），β-アミラーゼ液（市販の精製標品を使用する），5％可溶性デンプン溶液，0.01Mヨウ素カリウム液（ヨウ素液），0.2Mリン酸緩衝液（pH 6.5），希硫酸，ベネジクト試薬（p.40参照）

器具操作　ビーカー，試験管，駒込ピペット，メスピペット，恒温槽，点滴板

① 0.2Mリン酸緩衝液（pH 6.5）2 mLを試験管に取る（同じものを4本用意）。
② ①の4本の試験管に水（対照）1 mLあるいは酵素液（α-アミラーゼ液，加熱α-アミラーゼ液とβ-アミラーゼ液の3種あり）の1 mLをそれぞれ入れ，恒温槽（37℃）に浸しておく。
③ 予め，点滴板の各くぼみにヨウ素液2滴と希硫酸1滴を入れておく。

①②4本の試験管にリン酸緩衝液と，水か酵素液を入れて加温する

③点滴板にヨウ素液2滴と希硫酸1滴を入れる

2．α-アミラーゼ（液化型）とβ-アミラーゼ（糖化型）の作用点の違い

④ まず、②で水を入れた対照用の試験管に5％可溶性デンプン液を5 mL加えてよく混ぜ、その数滴を点滴板の最初のくぼみに入れ、ヨウ素デンプン反応が青色を呈することを確かめる（酵素反応のゼロタイム）。

⑤ 次に、酵素液の入った試験管3本に5％可溶性デンプン液（予め37℃に加温しておく）の5 mLを駒込ピペットで順次加えて、酵素反応を開始させる。

⑥ それぞれの反応の進行度は、まず開始後10分まで（2分毎）をヨウ素デンプン反応で確かめる。

⑦ その後に反応液を恒温槽から取り出して、両液の粘性を観察すると同時に、その1 mLをそれぞれ試験管に取ってベネディクト反応を行い、還元糖生成の有無も確認する。

④⑤ 4本の試験管（①②）に5 mLの5％可溶性デンプンを加える

⑤⑥ 37℃で酵素反応を開始し10分まで2分毎に点滴板でヨウ素デンプン反応を観る

⑦ 反応液の粘性を観察して、それぞれの還元糖生成をベネディクト反応で確認する

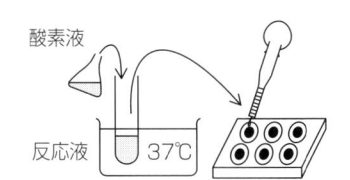

試験管	A（対照）	B	C	D
0.2 Mリン酸緩衝溶液	2 mL	2 mL	2 mL	2 mL
水	1 mL	―	―	―
α-アミラーゼ液	―	1 mL	―	―
加熱α-アミラーゼ液	―	―	1 mL	―
β-アミラーゼ液	―	―	―	1 mL
	37℃の恒温槽で加温			
5％可溶性デンプン液	5 mL	5 mL	5 mL	5 mL
反応時間	0	2，4，6，8，10分		
	ヨウ素デンプン反応を観察			

課題

(1) だ液アミラーゼやすい液アミラーゼは、なぜ多糖類を単糖類にまで分解しないのかを調べてみよう。

(2) α-アミラーゼとβ-アミラーゼによる酵素反応の違いについて、ヨウ素デンプン反応、ベネディクト反応、粘性の3つの方法による結果から考えてみよう。

参考資料

すい液アミラーゼは、だ液アミラーゼに比べると、強力な酵素作用を持っているので、最終的には、糖質は全て二糖類（マルトース等）にまで分解される。多糖類の加水分解によって生じたマルトース、イソマルトースおよび乳糖、ショ糖などの二糖類は、小腸吸収上皮細胞の外側（微絨毛膜）に付着している二糖類消化酵素（マルターゼ、ラクターゼほか）により、単糖類まで分解されて体内に吸収される。

Ⅷ 3 プロテアーゼ阻害剤

　触媒として酵素が働くためには，きちんと基質と酵素が結合し複合体を形成する必要があるため，酵素反応は，反応液中に共存する物質によって影響を受けることがある。しかし，それらの物質には，その反応速度を速くする活性化剤や反応を阻害して酵素反応を妨げる阻害剤などがある。阻害剤には，酵素自身のタンパク質を変性させる非常に強い酸やアルカリ，金属イオンなどがある。また酵素の一部に基質とは違った物質が結び付くと，酵素は基質と結合できなくなり失活する。このような物質には基質とよく似た形をしたものが多く，基質の類縁体（アナログ）と呼ばれている。

実験　トリプシン（パンクレアチン）のカゼイン分解における阻害剤（インヒビター）の影響

試料／試薬　大豆，0.2 M リン酸緩衝溶液（pH 8.0），1％カゼイン液，5％トリクロロ酢酸，パンクレアチン液（酵素濃度は，予備実験を行い決定する），大豆抽出液（トリプシンインヒビター）

＜阻害液および加熱阻害液の調製方法について＞
① 大豆をミルで粉にして20倍量の水を加え，時間をかけてゆっくり撹拌しながらタンパク質を抽出する。
② これを遠心分離して上澄みを取り，水でそれをさらに10倍に希釈する（阻害液）。
③ この阻害液の一部（2 mL）を，沸騰浴中で10分～数十分間加熱し，蒸発により失われた水分を補って元の液量に戻しておく（加熱阻害液）。

器具　ミル，試験管，恒温槽，メスピペット，ビーカー，セラミック付金網

操作
① 試験管3本（A，B，C）に0.2 Mリン酸緩衝溶液（pH 8.0）2 mLずつとパンクレアチン液を3 mLずつ加える。
② Aの試験管にはさらに水，Bには阻害液，Cには加熱阻害液をそれぞれ1 mLずつ加えて，恒温槽で37℃に加温する。
③ 予め37℃に加温しておいた1％カゼイン液2 mLを各試験管に加える。
④ 10分後と20分後に各試験管から反応液を1 mLずつ抜き取

> ① 試験管3本（A，B，C）に0.2 Mリン酸緩衝液とパンクレアチン液を入れる
> ↓
> ② Aに水，Bに阻害液，Cに加熱阻害液をそれぞれ1 mLずつ入れて加温する

参考資料

　現在では副作用が強いのであまり使われていないが，1935年に発見され，1960年代まで連鎖球菌の感染症などに非常によく使われていたサルファ剤などは，その成分であるスルフォンアミドが，葉酸の成分のパラアミノ安息香酸と似ているため，葉酸の合成酵素の阻害剤として働く。その結果，葉酸を必要とするプリン合成が阻害されて，病原菌が生育増殖できなくなり死滅する。

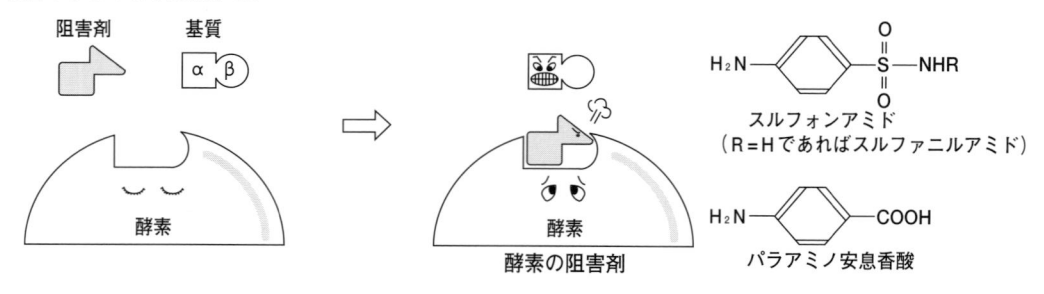

スルフォンアミド
（R＝Hであればスルファニルアミド）

パラアミノ安息香酸

り，試験管ごとに別の試験管に分注し，それぞれに5％トリクロロ酢酸を2 mLずつ入れて，酵素反応を止める。

⑤ 各試験管をよく振り混ぜて，しばらく静置し各試験管のカゼインの沈殿量と上澄み液の濁度を比較観察する。各反応液をろ過して，上澄み液（ろ液）について280 nmの吸光度を測定し比較してもよい。

《注》パンクレアチン活性の判定原理は，<p.122 基礎知識>を参照。

3．プロテアーゼ阻害剤

③ 加温しておいた1％カゼイン液2 mLをA，B，Cに入れる

④ 10分と20分後に各1 mLずつ取り5％トリクロロ酢酸と混合する

⑤ 各試験管をよく振り混ぜて静置し，カゼインの沈殿量および上澄み液の濁度を観察する

試験管	A（対照）	B	C
0.2 Mリン酸緩衝溶液	2 mL	2 mL	2 mL
パンクレアチン溶液	3 mL	3 mL	3 mL
水	1 mL	―	―
阻害液	―	1 mL	―
加熱阻害液	―	―	1 mL
37℃の恒温槽で加温			
加温1％カゼイン液	2 mL	2 mL	2 mL
10分と20分後に各1 mLを試験管に分注			
5％トリクロロ酢酸	2 mL	2 mL	2 mL
カゼインの沈殿量と上澄みの濁度を比較観察			

課題

(1) パンクレアチン（トリプシン）のカゼイン分解への阻害液と加熱阻害液の影響の違いを確認し，阻害液を加熱すると阻害物質はどうなったのかを考えてみよう。
(2) 阻害剤は基質と形が似ていると，なぜ酵素反応を阻害するかを調べてみよう。

参考資料 アロステリック性による酵素の調節

　これは，1961年にフランスのジャコブ（Francois Jacob）とモノー（Jacpue Monod）が提唱した酵素の活性調節機構である。基質結合部位とは異なった部位に他の物質が結合して，酵素の構造を変化させて，酵素活性を促進したり，阻害したりする。アロステリックとは，'他の立体構造'という意味である。このような仕組みを持っていることは，いろいろな酵素で実証された。特に，プリンやピリミジンの合成系で，最終産物が最初の酵素活性をアロステリック阻害することが示された。これは，生産が多すぎるときに，その系が働かなくなるフィードバック調節でもある。

VIII 4 消化に関する実験

　私たちが食物を食べるとその中に含まれる栄養素は，そのままの形では，ほとんど体内に吸収できないので，消化液中に存在する消化酵素の働きにより，体内に吸収されやすい形にまで分解される。これが"消化"である。例えば，主要な栄養素は，以下の図のように消化され体内に吸収される。

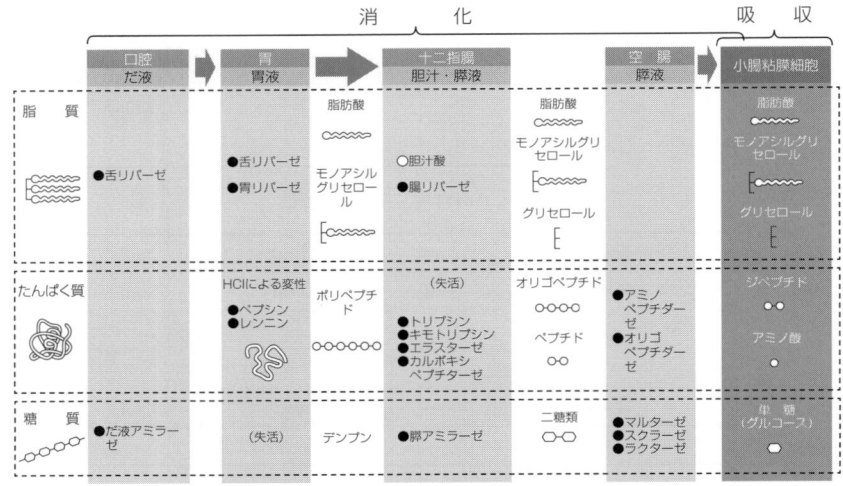

脂質・タンパク質・糖質の消化・吸収と消化酵素

実験 1 アミラーゼ（炭水化物分解酵素）による口腔内消化

　デンプンやグリコーゲンのような多糖類は，まずだ液アミラーゼ（プチアリン），ついですい液アミラーゼ（アミロプシン）によって加水分解される。これらの消化酵素はα-アミラーゼに属し，多糖類中のグルコースどうしのα-1, 4-グリコシド結合を任意の位置で切断して，デキストリン，α-マルトースなどに分解する。

試料　希釈だ液（操作①を参照）
試薬　1％可溶性デンプン溶液，0.9％塩化ナトリウム（NaCl）溶液，0.1 M ヨウ素溶液，フェーリングA液，フェーリングB液
器具　ビーカー，試験管，ホールピペット，駒込ピペット，メスピペット，ガラス棒，恒温槽

参考資料

　例えばデンプンがマルトースになったり，以下のようにマルトースがグルコースになったりするのは，このような栄養素が加水分解されるためである。

基礎知識　マルトース（麦芽糖）の分解
　$C_{12}H_{22}O_{11}$（マルトース）＋ H_2O（水）→ $C_6H_{12}O_6$（グルコース）＋ $C_6H_{12}O_6$（グルコース）

　この分解反応は水が反応に関係していて，上の場合はマルトース1分子に対して水1分子が加わり，グルコース2分子ができる。このような水が加わる反応を加水分解と呼んでいる。
　タンパク質の分解も，脂肪の分解も全て加水分解であって，酵素は生体触媒（p.110参照）として，この反応を速くする働きをしている。また加水分解を促進するのは酵素だけでなく，塩酸や硫酸によっても分解が起こる。ただしこのような分解は酵素反応のように温和な条件ではなく，高温，高圧等の厳しい条件下で反応することが多い。

操　　作

① 水で口の中をよくゆすいでから，自然に分泌してくる安静だ液を試験管に集めるか，または脱脂綿の小片を噛んで刺激だ液の分泌を促して実験に用いるだ液をビーカーに集め，次にそれを軽く遠心するか，または，ろ過（ただし，ろ過には少し時間がかかる）して，上澄み液またはろ液を酵素液とする。

② ビーカーに1％デンプン溶液10 mLをホールピペットを用いて入れ，それに0.9％ NaCl溶液1 mLをメスピペットを用いて加え，ガラス棒で撹拌する。

③ この溶液から試験管2本（対照1，2）に1 mLずつ入れて，対照1はヨウ素溶液を1滴加えて混合し，対照2はフェーリング反応用に使用する。

④ 残りのビーカーの溶液に駒込ピペットで酵素液5～6滴を加えて，酵素反応を開始する。次に，その液を試験管6本（B～G）に1 mLずつ分注する。ただしB（反応時間0分）には，先にヨウ素溶液を1滴加えておく。C～Fにはそれぞれ反応時間5分（C），10分（D），15分（E），30分（F）後にヨウ素溶液を1滴加えて反応を停止する。Gは30分後の反応溶液をフェーリング反応用として使用する。

⑤ A（対照1）とB～Fの溶液はヨウ素デンプン反応によって色を観察し，H（対照2）とGは，フェーリング反応によって溶液の色を比較する。

①希釈だ液（酵素液）を調製する

↓

②ビーカーにデンプン溶液とNaCl溶液を混合する

↓

③対照として②の溶液を試験管2本に1 mLずつ分注する（A：対照1はヨウ素反応，H：対照2はフェーリング反応用）

↓

④ビーカーに酵素液を加えてそれぞれの試験管に酵素反応後にヨウ素溶液を加える

↓

④GとH：対照2は，フェーリング反応を行う

↓

⑤各試験管の溶液の色を観察する

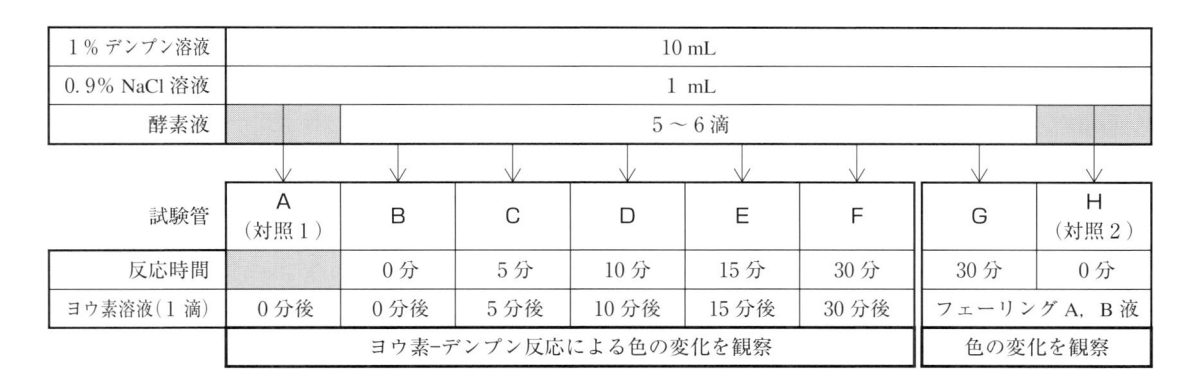

1％デンプン溶液	10 mL							
0.9％ NaCl溶液	1 mL							
酵素液		5～6滴						
試験管	A(対照1)	B	C	D	E	F	G	H(対照2)
反応時間		0分	5分	10分	15分	30分	30分	0分
ヨウ素溶液（1滴）	0分後	0分後	5分後	10分後	15分後	30分後	フェーリングA，B液	
	ヨウ素-デンプン反応による色の変化を観察						色の変化を観察	

実験　2　だ液アミラーゼの活性度（力価）の測定

私たちのだ液は，最もよいα-アミラーゼ源であるが，その活性の強さには個人差がある。一定の条件下で1％可溶性デンプンを分解し，ヨウ素デンプン反応を示さなくなるだ液の量から，活性を求める。

試　　料　　希釈だ液

試　　薬　　1％可溶性デンプン溶液，0.9％塩化ナトリウム（NaCl）溶液，0.2 Mリン酸緩衝溶液（pH 6.5），0.1 Mヨウ素溶液

器　　具　　ビーカー，試験管，ホールピペット，オートピペット，メスピペット，ガラス棒，恒温槽

Ⅷ　酵素・消化に関する実験

操　　作

① 〔実験1〕①と同様にして希釈だ液（酵素液）を調製して，3 mL程度ビーカーに採取する。
② このだ液2 mLをオートピペットで試験管（No. 0）に取る。
③ 試験管を10本用意（No. 1～No. 10）し，それぞれに0.9％塩化ナトリウム溶液を1 mLずつ加える。
④ No. 0の試験管からだ液をオートピペットで1 mL取り，No. 1の試験管に加えてよく混合する。
⑤ 次に，このNo. 1の試験管から1 mLを取り，No. 2の試験管に加えてよく混合する。この操作をNo. 9まで繰り返す。だ液の濃度はNo. 0が酵素原液で，以下1/2，1/4，……と順次希釈される（希釈倍数は原液が1で，以下2，4……となる）。No. 10は，だ液アミラーゼのない対照である。
《注》だ液には粘性があるのでよく混和して均一にする必要があるが，過度のかき混ぜは酵素の活性を低下させるので気を付ける。またNo. 9の試験管だけは2 mLになるので，1 mLは捨てる。
⑥ 各試験管に0.2 Mリン酸緩衝液（pH 6.5）2 mLを加え，恒温槽（37℃）に5分以上加温する。
⑦ 別に恒温槽に加温しておいた1％可溶性デンプン液5 mLを，一定の間隔（できるかぎりすばやく）で，No. 0の試験管から順次加えていく。
⑧ さらに10分加温後，速やかに流水で冷却する。
⑨ さらにヨウ素溶液1 mLずつを加えて，ヨウ素デンプン反応を行い，呈色させる。

＜活性度（力価）の判定＞

1 mLのだ液が1％デンプン溶液を37℃，10分間で何mL加水分解したかを求め，そのmL数をもって単位とする。各試験管の呈色を調べ，青色を失い，赤色から無色になった境界の試験管を選び出す＊。例えばNo. 6で初めて赤色となった時，これはエリスロデキストリンを含んでおり，ここまで未分解とし，その直前の黄赤色のNo. 5（アクロデキストリンを含む）まで消されたものとみなし，No. 5を境界の試料とする。

---

② 希釈だ液（酵素液）を試験管No. 0に2 mL入れる
↓
③ 試験管No. 1～No. 10に0.9％NaCl溶液を各1 mL入れる
↓
④⑤ No. 0から1 mL取りNo. 1に入れる。以下同じように，常に2倍希釈されていくように酵素液を調製する
↓
⑥ 各試験管に加温された0.2 Mリン酸緩衝液2 mLを入れる
↓
⑦ 各試験管に加温された1％可溶性デンプン液5 mLを入れる
↓
⑧ 反応液を37℃，10分加温する
↓
⑨ 各試験管にヨウ素液1 mLずつ加えて呈色させる

＊下表を参考にして，ヨウ素反応の呈色を調べ，境界の試験管を選び，活性度（力価）を求める。

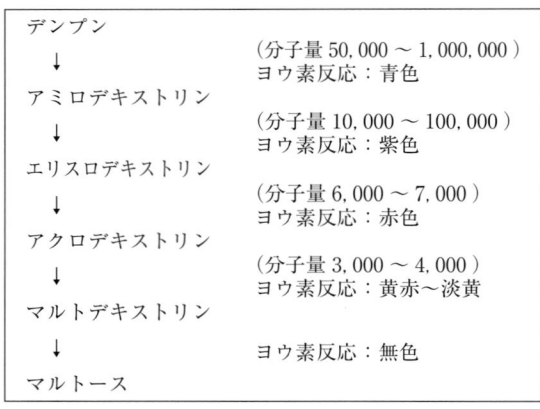

デンプン	（分子量50,000～1,000,000）ヨウ素反応：青色
↓	
アミロデキストリン	（分子量10,000～100,000）ヨウ素反応：紫色
↓	
エリスロデキストリン	（分子量6,000～7,000）ヨウ素反応：赤色
↓	
アクロデキストリン	（分子量3,000～4,000）ヨウ素反応：黄赤～淡黄
↓	
マルトデキストリン	ヨウ素反応：無色
↓	
マルトース	

基礎知識　だ液アミラーゼ検査

　だ液アミラーゼ活性度の測定は，比較的容易にできるデンプンの粘度低下度やヨウ素呈色反応を観察する。しかしこれは極めて定性的であり，酵素の相対的な活性度（力価）しか評価できないという欠点がある。また，ほとんど未分解のデンプン溶液は青色に呈色するが，アクロデキストリンにはヨウ素反応を明確に示さないので，境界試験管を選び出す時に判定困難な場合もある。しかし，簡便で実験に要する時間が短く，早く結果を知ることができるので学生実験には最適である。また，呈色反応が無色になったものについてフェーリング反応やベネディクト反応を行い，酵素反応によって生じた還元力を調べてみるとよい。また青色を呈した未分解のデンプンは塩酸を加えて煮沸すると，約10分後にはヨウ素反応は消失し，ベネディクト反応は陽性となる。なお，だ液のアミラーゼ活性度（力価）には個人差がある。

4．消化に関する実験

試験管（n）	No. 0（原液）	No. 1	No. 2	No. 3	No. 4	No. 5	No. 6	No. 7	No. 8	No. 9	No. 10（対照）
希釈倍率（2^n）	1	2	4	8	16	32	64	128	256	512	—
色調（境界試料を○で囲む）											
アミラーゼ力価（D）											

計　　算　アミラーゼ力価

$$D^{37°}_{10} = 5 \times \frac{希釈倍数}{希釈だ液量（mL）}$$

37℃，10分間反応させ，No.n の試験管の試料が境界であると，このだ液の希釈倍数は 2^n 倍である。希釈だ液量（mL）は本実験では1mLである。5は1％デンプンのmLを示す。

追加実験　米飯の咀嚼による消化（だ液アミラーゼの生体反応）

対象験者　〔実験2〕で，強活性の者上位2名と弱活性の者下位2名

操　　作
① 飯を口に含んで，よく噛む（咀嚼する）。
② 10，30，50回噛む毎に，飯を時計皿に吐き出す。
③ 吐き出された飯に，ヨウ素溶液を滴下し，飯のデンプンとの間で，ヨウ素デンプン反応を行う。
④ 口に入れる前の飯と数十回噛んだ飯とで，ヨウ素デンプン反応の色調の違いを観察し，消化の程度を比較する。

ヨウ素ヨウ化カリウム液を滴下

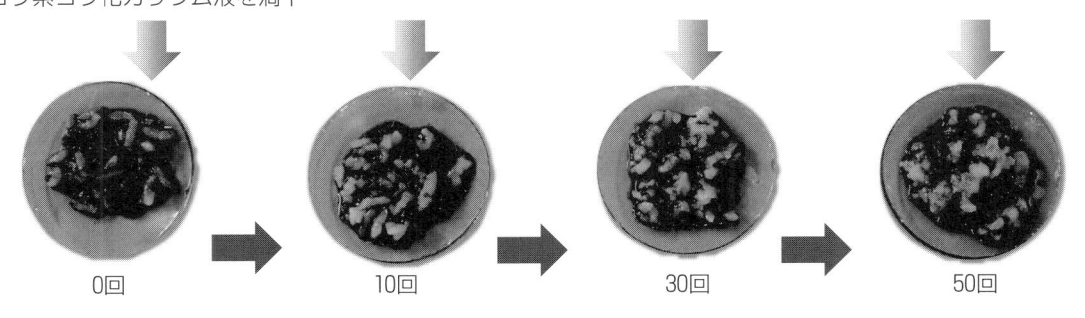

0回 → 10回 → 30回 → 50回

⑤ 特に，アミラーゼ活性の最強者と最弱者とで，飯の消化に，〔実験2〕での活性度（力価）の差が反映されているかを確認する。

課　　題
〔実験2〕での活性度（力価）の最強者と最弱者の差が，追加実験の飯の消化には反映されていないはずである。なぜそのような結果になるのかを考えてみよう（お腹を壊したときには，飯ではなくておかゆやおもゆを食べることも含め，〔実験2〕と〔追加実験〕との実験条件の相違を点検してみよう）。そしてだ液アミラーゼの働きについて結論付けよう。

VIII 酵素・消化に関する実験

実験 3 胃内消化：ペプシンによるタンパク質の消化

食物が胃の中に入ると胃の運動（ぜん動運動）によって食物は胃液とかき混ぜられる。この際，胃の中は胃酸（塩酸）によって酸性になり，胃液中のタンパク質は，ペプシンによってより小さな（低分子）ペプチドに分解される。多くの酵素は中性付近が最適 pH であるが，ペプシンは例外である。

試料／試薬 加熱卵白液（操作①を参照），ペプシン溶液，2 M HCl 溶液
器具 ビーカー，ホールピペット，ガラス棒，駒込ピペット，試験管，恒温槽
操作

① 100 mL 容ビーカーに，水 10 mL をホールピペットで取り，加熱煮沸後，すぐに卵白 6 倍希釈液 4 mL を駒込ピペットで加えて混合し，白濁させる。これを基質液とし，冷却後，5 本の試験管 A〜E に分注する。

② ①の後，100 mL 容ビーカーにペプシン 0.40 g を秤り取り，水 10 mL をホールピペットで加え，ガラス棒で静かに撹拌して溶解し，酵素液とする。試験管 C〜E に酵素液を 2 mL ずつホールピペットで加えた後，残りを別の試験管に移し，煮沸して水で冷却後，煮沸酸素液とし，試験管 B に 2 mL のホールピペットで加える。また，試験管 A には水（対照）2 mL をホールピペットで加える。

③ 下表のように，試験管 A〜D には 2 M HCl 溶液を駒込ピペットで加えて混合する。試験管 C のみ室温に放置し，他の試験管は 37 ℃の恒温槽に入れて反応を開始する。各試験管の状態を 3，5，10，15，20 分後に観察する。

①ビーカーで煮沸した水 10 mL に卵白 6 倍希釈液を 4 mL 加え，試験管に分注する

②ペプシン溶液を作り，下表のように各試験管に 2 mL ずつ加える

③試験管 A〜D には 0.2 M HCl 溶液を加える

④下表のように室温（Cのみ）と 37 ℃で酵素反応を行い，各反応時間で状態を観察する

《注》最後にもう一度よく振りまぜること。タンパク質が分解されるに従って，溶液は透明になる。

試験管	A（対照）	B	C	D	E
基質液	等分	等分	等分	等分	等分
水	2 mL	—	—	—	—
酵素液	—	2 mL（煮沸）	2 mL	2 mL	2 mL
2 M HCl	1 滴	1 滴	1 滴	1 滴	—
反応温度	37℃	37℃	室温	37℃	37℃
	3，5，10，15，20 分後の状態を観察				

基礎知識 タンパク質分解酵素による自己消化はなぜ起こらないか

食物中のタンパク質を分解する酵素は，細胞の中で作られていて，消化器官（胃や小腸）に分泌される。これらタンパク質分解酵素は，なぜその生物自身の細胞のタンパク質を分解しないのだろうか。タンパク質分解酵素は，細胞内で合成されたときには，酵素作用のない不活性の形であって，消化管の中に分泌されて初めて活性化される。また，胃や小腸の上皮細胞は，ねばねばした液（粘液）を分泌して表面をおおい（粘膜），タンパク質分解酵素の作用や胃酸から保護されている。従って，この粘液がなくなると，自己消化をうけて，胃かいようのように炎症を起こすことがある。

基礎知識 プロテアーゼの活性測定法

プロテアーゼ（タンパク質分解酵素）の基質として一般的に使われるのはカゼインである。プロテアーゼ活性の強弱は，カゼインがどれだけ分解されたかを指標にして残ったタンパク質（カゼイン）の量を測る方法か，あるいはカゼインが分解されてどれだけ生成物ができたかを指標にしてペプチドやアミノ酸の量を測る方法で，知ることができる。

具体的には酵素反応液にトリクロロ酢酸（酸性，除タンパク剤）を加えることにより反応が止まり，同時に残ったタンパク質が沈殿する。定性的には生じた沈殿量の多少により判定できるし，定量的には反応液の上澄み液（ろ液）の一定量を用いてアミノ酸の呈色反応（例えばニンヒドリン反応）などを行えばよい。

実 験　4　小腸内消化：パンクレアチンによるカゼインの消化

パンクレアチンはすい臓の複合酵素製剤で，トリプシン，キモトリプシン，アミラーゼ，リボヌクレアーゼ，リパーゼ他，多くの酵素を含んでいる。

試　料　1％カゼイン液

試　薬　パンクレアチン，0.2Mリン酸緩衝溶液（pH 8.0），5％トリクロロ酢酸，0.2M水酸化ナトリウム溶液，アルカリ性硫酸銅液，フェノール試薬

器　具　試験管，オートピペット，恒温槽

操　作

＜酵素量の多少による経時的変化＞

① 0.2Mリン酸緩衝液（pH 8.0）2mLを試験管に入れる。同じものを3本用意し，それぞれA，B，Cとする。

② 水をAの試験管には3.5mL，BとCにもそれぞれ3mLと2mL加える。

③ 次にパンクレアチン液をAの試験管には0.5mL，B，Cにはそれぞれ1mLと2mLを加えて（それぞれ総量を4mLにする）よく混ぜ，恒温槽（37℃）に加温する。

④ 別に加温しておいた1％カゼイン液2mLをA，B，Cの試験管に順次加えて＊，時間を測りながらプロテアーゼによる反応を開始する（計時を開始）。

⑤ 以後5分毎に20分まで，反応液の1mLをオートピペットで抜き取り，予め5％トリクロロ酢酸2mLを分取してある試験管に順次加えていく＊。
＊時間の間隔を同じにする。

⑥ 対照として，カゼイン2mL，緩衝液2mL，水4mLを混合した液を作って，その1mLを試験管に取り，5％トリクロロ酢酸を2mL加える。
《注》これを酵素反応の"ゼロタイム"とする。

⑦ 各試験管をよく振り混ぜた後しばらく静置し，それぞれのカゼインの沈殿量および上澄み液の濁度を反応時間に対して比較する。

⑧ さらに酵素量1mLでの反応を経時的に追跡した5本の試験管（対照も含めて）の内容物は，そのままろ過してろ液を集める。

⑨ それぞれのろ液0.5mLを別々の試験管に取り，0.2M水酸化ナトリウム溶液を0.5mL加えた後，ローリー反応を試みる（p.58 参照）。

⑩ それぞれの呈色度を反応時間に対して比較し，対照の結果と対応させる。ろ液について280nmの吸光度を測定し，その値を比較してもよい。

---

①0.2Mリン酸緩衝液2mLを3本の試験管に入れる

↓

②③濃度の違うパンクレアチン液を3本作製し，加温する

↓

④加温した1％カゼイン液2mLを各試験管に入れて酵素反応を開始する

↓

⑤⑥対照を含めて，各試験管から5分毎に20分まで1mLずつ取り，5％トリクロロ酢酸2mLを混ぜる

↓

⑧各試験管からカゼインをろ液として取り出す

↓

⑨⑩ろ液を使って，ローリー反応を行い，反応時間による呈色度を観察する

課　題

それぞれの消化酵素の最適pH（p.113 参考資料 参照）と，その酵素が働く環境での体液のpHとの関係を考えてみよう。

IX 応用実験

IX 1 塩分の摂取量

　塩分の過剰摂取が問題となっている現在，具体的にどのくらいの塩分を摂取しているのかを知ることが重要である．本書のV−2では数種の醤油や味噌の塩分量について測定したが，そこで得られた低塩分の調味料を使えば減塩に結び付くのだろうか？　そこでここでは，直接口にする味噌汁とすまし汁を異なる手法で作って，その1杯中の塩分量を求め，元の味噌や醤油の塩分量との相関を確認してみる．また，漬物やスナック菓子の表示塩分量からの摂取量も踏まえ，「何をどれだけ口にすれば，どれだけの塩分を摂取したことになるのか」を，改めて探ってみる．

試料
　実験1）合わせ味噌，白味噌，減塩味噌，だしパック（Na量表示のあるもの）
　実験2）濃口醤油，薄口醤油，減塩醤油，だしパック（Na量表示のあるもの）
　試　食）漬物数種，スナック菓子数種（それぞれNa表示量の異なるもの）

器具
　時計皿，電子上皿天秤，メスシリンダー（計量カップ），鍋，計量スプーン，汁椀

実験1　味噌汁中の塩分量

　数種の味噌を用意し，それぞれ味見しながら適当量を入れて味噌汁を作り，できた味噌汁中の塩分量を求めて比較する．

操作
① 味噌を時計皿に約100g精秤しておく．
　《注》味噌は，その塩分濃度が既知（表示があるか，予め測定しておく）[*1]のものを使う．
② 鍋に600 mLの水道水を入れ，だしパック1個も浸して，鍋にふたはしないで加熱する．
③ 3〜5分沸騰したら，だしパックは取り出し，蒸発分は水を足して600 mLに戻す．
④ 味噌を味見しながら加えていく．
⑤ 丁度よい味になったら味噌を入れるのをやめ，残った味噌の量を秤って使った味噌の質量（Xg）を知る．
⑥ できた味噌汁の量をメスシリンダー（計量カップ）で測り，全容量（YmL）を知る．

フローチャート：
① 味噌100gを精秤する
② 鍋に600 mLの水道水を入れ，だしパック1個を浸して加熱する
③ 3〜5分沸騰後だしパックを取り出し，水で600 mLに戻す
④ 味噌を味見しながら加え，味噌汁を完成させる
⑤⑥ 使った味噌の量（Xg）とできた味噌汁の量（YmL）を測る

実験2　すまし汁中の塩分量

　数種の醤油を用いて，すまし汁を作る．但し〔実験1〕の場合とは異なり，だし汁の中へ味見しないで機械的に（濃口醤油と）同じ量の醤油を入れて作り，それぞれの味や塩分量を比較する．

操作
① 使う醤油の塩分濃度を確かめる（〔実験1〕の《注》を参照）．

② 鍋に 600 mL の水道水を入れ，だしパック 1 個も浸して，鍋にふたをしないで弱火で加熱する。
③ 3～5 分沸騰後にだしパックは取り出し，蒸発分の水道水を足して 600 mL にする。
④ メスシリンダー（計量カップ）で 150 mL 測り，それぞれ 3 つの汁椀に入れる。
⑤ 3 種類の醤油を計量スプーンで 7 mL ずつ測り，それぞれのだし汁に入れ，よく混ぜてすまし汁を完成させる。

| 計 | 算 |

(1) 味噌汁の場合

味噌の塩分濃度を W%，だし（150 mL）当たりの塩分量を Bg[*2]とすると，味噌汁 1 杯（150 mL）の塩分量 Ag は次式で表される。

$$A(g) = X \times \frac{W}{100} \times \frac{150}{Y} + B$$

(2) すまし汁の場合

醤油の塩分濃度を W%，比重を d，だし（150 mL）当たりの塩分量を Bg とすると，すまし汁 1 杯中の塩分量 Ag は次式で表される。

$$A(g) = 7d \times \frac{W}{100} \times \frac{150}{157} + B$$

| 試 | 食 | **漬物とスナック菓子の食べ比べ**

① 漬物〔福神漬け，すぐき（酸味の強い物），浅漬け等〕とスナック菓子（うす塩のポテトチップス，香辛料の利いた物，えびせん等）の数種を試食し，塩分の多少を味覚で順位付ける。
② それぞれの試料に含まれている塩分量の多少を表示値から知る。
③ 漬物どうしおよびスナック菓子どうしで，実際の塩分量の多少（表示値）が味覚での順位付けと一致したか否かを確認する。

| 課 | 題 |

(1) できた数種の味噌汁およびすまし汁を味わってから，それぞれの塩分量を比較し，元の味噌あるいは醤油の塩分濃度との相関を明らかにしよう。
(2) 〔実験 1 と 2〕の作り方の違いを念頭に，減塩効果のある調味料の使い方[*3]を考えてみよう。
(3) 漬物どうしで 20 g，スナック菓子どうしで 50 g をそれぞれ食べた場合，摂取する塩分量の最大値と最小値およびその差を計算してみよう。
(4) 汁物 1 杯中の塩分量，漬物やスナック菓子 1 食分の塩分量を確認し，改めて，「日本人の食事摂取基準」に示された 1 日の塩分摂取量の目標値との関わりを考えてみよう。

ポイント

*1 ここでは味噌や醤油の塩分濃度から，実際に作った味噌汁やすまし汁中の塩分量を計算する方法を紹介した。しかし，塩分濃度未知の調味料を使って，できた汁中の塩分濃度を直接沈殿滴定や塩分計で測定してもかまわない。
*2 栄養表示（だし 150 mL 当たり）でナトリウム 26 mg とあれば塩分（NaCl）は $0.026 \times (58.5/23) = 0.066$ となり，B = 0.066（g）である。調味料からの塩分より 1 桁は低いので，場合によっては無視してもよい。
*3 "減塩"表示のある商品（確かに塩分濃度は低い）が数多く市販されている。しかしその商品さえ使えば，減塩効果があると考えるのは間違いで，使い方を誤ると全く効果がなくなってしまう。

IX 2 ビタミンCの損失

　食品中のビタミンCは還元型（L-アスコルビン酸，AsA）あるいは酸化型（デヒドロアスコルビン酸，DHA）として存在しているが，新鮮な野菜や果実に含まれるビタミンCは大部分が還元型である。しかし，これらは空気中の酸素や熱，また，食品中のアスコルビン酸オキシダーゼ（酸化酵素）の作用によって容易に酸化され，やがて分解へと進んでいく。ここでは還元型ビタミンCが具体的にどの程度酸化され損失されるのかを，ダイコン，ニンジン，キュウリを試料にして自然酸化，加熱，酸化酵素の作用で確認してみる。

試　　料　　ダイコン，ニンジン，キュウリ
試　薬　器　具　　＜p. 60 Ⅳ-4 ビタミンCの定量実験＞を参照。
予備実験　　ビタミンCの定量実験を参照し，予め，アスコルビン酸標準液を元にインドフェノール標準液の濃度検定を行っておく。

実験 1 自然酸化および加熱の影響

操　　作

＜試料（ダイコンおろし）の調製＞

① おろし金でおろしたダイコン5gを50 mL容コニカルビーカー4つ（A_0，A，B，B'）に秤量する。
② A_0には直ちに水25 mLと5％メタリン酸20 mLを入れ，Aは10分放置後にA_0と同様に処理する。
③ Bには水25 mLを入れラップをして沸騰浴中で10分間加熱し，冷却してから5％メタリン酸20 mLを加えて混合する。
④ B'もBと同様にして沸騰浴中で10分間加熱し，冷却後ろ過してろ紙上の試料を50 mL容コニカルビーカーに移して，水25 mLと5％メタリン酸20 mLを加えて混合する。
⑤ A_0，A，B，B'の液はそれぞれろ過して，ろ液を試料液（元の試料の10倍希釈液）とする。

＜試料の滴定＞

⑥ インドフェノール標準液（青色）5 mL（B'のみは1 mLをホールピペットで）三角フラスコに入れ，各試料液をビュレットから滴下する。
⑦ 溶液の赤色（試料液を滴下すると青が赤くなる）が消失したところを終点とし，それぞれの滴定値を求める。

①おろした試料5gずつを4つ秤量する（A_0，A，B，B'）
↓
②A_0には直ちに<u>水25 mL</u>と<u>メタリン酸20 mL</u>を入れる
↓
②Aは10分放置後，同様に処理する
↓
③Bには<u>水</u>を入れ10分加熱後冷却し，メタリン酸を加える
↓
④B'もBと同様に加熱後ろ過する
↓
④ろ紙上のダイコンを回収し，<u>水</u>と<u>メタリン酸</u>を加える
↓
⑤4つの処理液をそれぞれろ過し，ろ液を得る
↓
⑥インドフェノール液5（or 1）mLを各ろ液で滴定する
↓
⑦赤色の消失を終点とし，それぞれの滴定値を求める

＊下線は，②の容量を示す。

実験 2 アスコルビン酸オキシダーゼの作用

操作

＜試料の調製＞

① ダイコンとニンジン（またはキュウリ）をおろし金でおろす。
② 予め5%メタリン酸20 mLを入れた50 mLコニカルビーカーに，まずニンジン（キュウリ）1 gを入れてなじませる。5分ほど放置（酵素を失活）後，ダイコン5 gと水24 mLを加えてよく混和し，ろ過する。
③ 一方，ダイコン30 gとニンジン（キュウリ）6 gを100 mLビーカーに入れて混和し，酵素反応を開始する（10分）。
④ 直ちに，その混合物6 gを秤量し，順次3個の50 mLコニカルビーカーに入れる。
⑤ 反応開始2，5，10分後に，それぞれの混合物に5%メタリン酸20 mLを入れて酵素反応を止め，さらに24 mLの水を加えてよく混合した後，ろ過して反応液を得る。

＜試料の滴定＞

⑥ 〔実験1〕と同様に行う。但し，滴定値が10 mLを大幅に超えるようなら，インドフェノール標準液の採取量を1～3 mLにして滴定をやり直す（特にキュウリ入りの反応液）。

①ダイコンとニンジンをすりおろす

②ニンジン1 gをメタリン酸20 mLに加え，5分後にダイコン5 gと水24 mLを混和し，ろ液を得る

③ダイコン30 gとニンジン6 gを混和し，酵素反応を開始する（10分）

④直ちに，混合物の6 gを秤量し，順次3個のビーカーに入れる

⑤③から2，5，10分後に，メタリン酸と水を加え，反応を停止する

⑤各々の反応液のろ液を得る

⑥〔実験1〕と同様に滴定する

計算

予備実験から今回のインドフェノール標準液1 mLは還元型ビタミンC（AsA）B mgに相当するとする。滴定にはこの標準液を5 mL用いたので，終点ではそれぞれの滴定値（mL）分の容量中にB×5 mgのAsAが含まれていたことになる。従って，試料液中のAsAの濃度（mg/mL）は（B×5）÷滴定値となる。但し，標準液が5 mL以外の場合は，実際に用いた容量数を5の代わりに入れる。

課題

(1) 〔実験1〕から，A_0（対照液），A（自然酸化），B（湯で加熱），B'（加熱後ゆで汁は捨てる）のAsA濃度を求め，AsAの損失の程度から処理方法の違いによる影響を考えてみよう。
(2) 〔実験2〕から，各試料液（対照液と酵素反応液3種）中のAsA濃度を求め，経時変化をグラフ（基礎知識参照：対照液でのAsA濃度を残存率100%とする）に表し，ニンジンとキュウリによるAsAの損失について比較してみよう。
(3) アスコルビン酸オキシダーゼの作用を抑えるためにはどうすればよいのかを，もみじおろし（ダイコンおろしとニンジンおろしの混合物）を作って食べる過程を例に考えてみよう。

基礎知識　アスコルビン酸オキシダーゼ

アスコルビン酸オキシダーゼは，酸素の存在下で還元型ビタミンCを酸化型ビタミンCに酸化する酵素である。この酵素は，ニンジン，カボチャ，キュウリなどに多く含まれており，銅を含む複合タンパク質である。反応の最適pHは5～6，最適温度は約40℃である。〔実験2〕の例を右に示す。

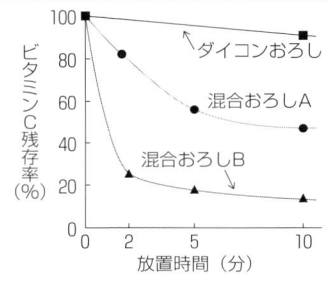

ビタミンC残存率データ（%）

試料＼時間	0'	2'	5'	10'
ダイコンおろし	100	—	—	91
混合おろしA	100	89	56	47
混合おろしB	100	24	18	14

（AとBはダイコン＋ニンジンかダイコン＋キュウリかの違い）

IX 3 リンゴの品質試験

現在市販されているリンゴは年間で10種を下らない。しかし，それぞれの品種の特性が十分に理解されているとは言い難く，名前すら知られていないケースも多い。ここではポピュラーな数種のリンゴについて，多方面からその品質をチェックして特性を明らかにする。

試料 ふじ，津軽，陸奥，北斗，王林，紅玉，ジョナゴールドなど数種*
試薬 0.01 M 水酸化ナトリウム（NaOH）標準溶液，0.1 % フェノールフタレイン指示薬
器具 ノギス，キッチンスケール，吸引びん，ブフナーロート，ろ紙，屈折糖度計，ホールピペット，メートルグラス，ビュレット，比重びん，電子上皿天秤

実験 1 性状試験

果実の品種や産地の特徴，形態，質量，果肉や果皮の色沢，硬度などより特性を調べる。
① まず外観的特徴として，形態をスケッチし，直径および高さをノギスで測り，さらに色沢をチェックする。
② 重さはキッチンスケールを用いて秤る。

実験 2 化学的試験

果肉の化学成分の組成を明らかにすることは，味覚，加工特性を知る上で重要な要素である。その主要成分は糖分，有機酸，芳香物質，ペクチン質およびビタミンCなどである。

① リンゴを半分に切り，皮や芯を除きおろし金ですりおろす。
② それを吸引ろ過してろ液（リンゴ汁）を得，試料液とする。
③ 屈折糖度計を用いて糖度を測る。
 《注》屈折糖度計の原理および扱い方はp.20を参照。
④ 総酸量を中和滴定により求める。三角フラスコに試料液1.0 mL，水10 mL，フェノールフタレイン指示薬数滴を入れ，0.01 M NaOH 標準溶液（F＝？）で滴定する。試料液の比重は比重びんを用いて測り，総酸量の結果はリンゴ酸（分子量＝134，価数＝2）相当の重量％濃度で表す。
 《注》具体的な計算方法は，<p.68～69 V-1 酸度測定（中和滴定）>を参照。
⑤ 糖酸比は③で得られた糖度を④での総酸量で除すことにより求める。

①リンゴ半分をおろし金ですりおろす
↓
②吸引ろ過してろ液を得る
↓
③試料液の数滴を用いて糖度を測る（屈折糖度計）
↓
④試料液の1 mLを用い，総酸量を求める（中和滴定）
↓
⑤糖酸比を計算により求める（糖度／総酸量）

＊参考資料 リンゴの主な品種

品種	交配種	収穫時期	重量（g）	形態・色
津軽	ゴールデンデリシャス×不明	早生種	300～350	長円形，紅色に鮮紅色の縞模様
紅玉	自然交雑実生	中生種	250前後	円形，鮮濃紅色
ジョナゴールド	ゴールデンデリシャス×紅玉	中生種	300前後	円～長円錐形，黄地に紅色の縞模様
北斗	ふじ×陸奥	中生種	350前後	円形，黄地に紅色の縞が入り紫紅色
王林	ゴールデンデリシャス×印度	晩生種	250～300	長円～長円錐形，黄緑色
ふじ	国光×デリシャス	晩生種	350前後	円～長円形，褐紅色に鮮紅の縞

（出典）青森県農林部りんご課編：青森りんご，平成2年度版

3．リンゴの品質試験

実験 3 官能検査

味覚は果実の生命ともいえるし，その香味は新鮮度および品種の特徴を示すものである。重要な項目としては，味覚（甘味，酸味，旨味），香り，色沢，熟度，新鮮度などがある。

① 残り半分のリンゴを用いて，味覚などの食味を中心に下表に示す官能検査のそれぞれの項目をチェックする。

課題

(1) 次の品質評価結果の表を埋め，リンゴの品種による特性の違いを明らかにしよう。

項目／品目		例：ブドウ（デラウェア）	リンゴ（　　　　）	リンゴ（　　　　）
外観	形態	（ブドウの図）		
	直径	果粒 6.8 cm		
	高さ	房の長さ 11.5 cm		
	色沢	茶褐色で艶色がない		
	重さ	1房：82 g，1粒：1.1 g		
食味・品質	酸味	酸味は弱い		
	甘味	強い甘味		
	旨味	濃厚で良好		
	香り	普通		
	新鮮度	やや不良		
	果肉の質	軟らかめで，多汁		
化学的試験	糖度	21.7 %		
	総酸量	0.45 %		
	糖酸比	48.2		
特徴	総合的評価等	小粒で，特に甘味，旨味が強く，生食に好適		

(2) 化学的試験の3者のデータと官能検査での味覚から，糖酸比が味覚の指標になり得ることを確認しよう。

基礎知識　糖酸比

その名の通り，糖と酸の比率で，具体的には糖度（％）を総酸量（％）で割った値として求められる。この数値が大きいほど甘味を強く感じ，弱い酸味しか感じない，という味覚の指標として重視されている。

例：果汁Aの糖酸比 ＝ 12 % / 0.4 % ＝ 30，果汁Bの糖酸比 ＝ 10 % / 0.2 % ＝ 50

この場合，Aの糖度は12 %とBの10 %より高い数値を示すが，甘味を打ち消す酸味（総酸量）が0.4 %と高いために，味覚としてはAよりBの方が甘く感じることになる。

IX 4 酸乳飲料の製造

　酸乳は，乳等を主原料として乳酸発酵法ないしは合成法によって製造される飲料で，種類は発酵乳（ヨーグルト），乳酸菌飲料および合成酸乳飲料などである。ヨーグルトは原料乳中に乳酸菌を生育させて乳酸発酵を起こさせ，生じた乳酸で乳タンパク質カゼインを凝固させたものである。これをカードといい，カードをそのままにしたハードヨーグルトと，カードを砕いたソフトヨーグルトがある。また，乳酸菌を使用しないで，牛乳または脱脂乳に有機酸，砂糖，香料などを嗜好に応じて適当に配合して作る非発酵性の合成酸乳もある。

主な乳酸菌

菌種	培養温度	牛乳中の酸度およびpH	
Lactobacillus bulugaricus	37～43 ℃	1.5～1.7(%)	3.4～3.6
L.helveticus	37～43	2.5～2.7	3.2～3.4
L.acidophilus	37～43	0.3～1.9	3.4～5.7
Streptococcus thermophilus	37～43	0.7～0.9	4.1～4.3

実験 1 発酵乳（ヨーグルト）の製造

試料 脱脂粉乳，砂糖，スターター
器具 滅菌試験管，滅菌スプーン，滅菌三角フラスコ，鍋，木杓子，紙コップ，ラップフィルム，玉杓子，輪ゴム，温度計，恒温器

発酵乳の配合

脱脂粉乳	130 g
水	870 g
砂糖	70 g
スターター	30 g

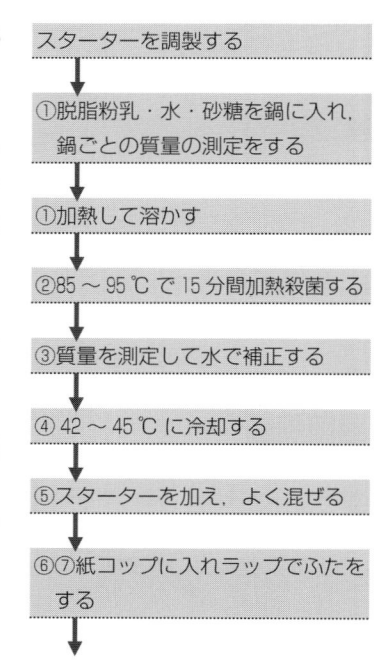

操作

＜スターターの調製＞
① 滅菌フラスコに10％脱脂粉乳溶液を必要量入れて，120℃，15分間加圧殺菌後冷却する。
② 種菌を約1％量無菌的に接種し，各菌種の培養適温で16～18時間培養したものを使用時まで冷蔵保管する。

＜スターターの添加＞
① 鍋に表の割合で脱脂粉乳・水・砂糖を入れて木杓子でよくかき混ぜてから，加熱溶解する。（鍋ごと重量を測定しておく。）加熱は湯煎，または鍋底を焦がさないよう注意しながら直火で行う。
② 液温が85～95℃になってから15分間保持・殺菌する。
③ 再び鍋の質量を測定し，蒸発分を殺菌水（5分間以上煮沸したもの）で補う。
④ 鍋底を冷やし，液温を42～45℃位まで下げる。
⑤ 滅菌スプーンを用いて，スターターを測り取り，よくかき混ぜる。
⑥ 紙コップに煮沸消毒した玉杓子を用いて一定量ずつ6個に分注する。
⑦ ラップでふたをして輪ゴムで止める。

スターターを調製する
↓
①脱脂粉乳・水・砂糖を鍋に入れ，鍋ごとの質量の測定をする
↓
①加熱して溶かす
↓
②85～95℃で15分間加熱殺菌する
↓
③質量を測定して水で補正する
↓
④42～45℃に冷却する
↓
⑤スターターを加え，よく混ぜる
↓
⑥⑦紙コップに入れラップでふたをする
↓

⑧ 30℃の恒温槽中で一晩培養する。
⑨ 培養後は 10℃以下に保つ。約 2 週間保存できる。

⑧ 30℃で一晩培養する
↓
⑨ 10℃以下に冷却保存する

課題
製品について，凝固状態や乳しょう（ホエー：whey）分離の有無，色や匂いの変化，および硬軟の度合いや甘酸味の程度などについて試食し考察しよう。

実験 2 合成酸乳の製造

試料 脱脂粉乳，砂糖，乳酸，クエン酸，酒石酸，香料（オレンジ，レモンエッセンス）

器具 鍋，泡立て器，温度計，空きびんと栓

操作
① 鍋に表の分量の水，脱脂粉乳および砂糖を入れて混合し，十分に加熱・溶解する。
② 80℃，15～20 分間保持・殺菌する。
③ 鍋底を流水中に浸漬して 20℃くらいまで冷却する。温かい乳液に酸を加えると，カゼインが粗く凝固して舌ざわりの悪い製品になるのでできるだけ低温に（10℃位まで）冷却した方がよい。
④ 乳酸を少しずつ加えてよく混ぜ，さらに 10～20 mL の水に溶かしたクエン酸および酒石酸液をごく少量ずつ加えて泡立て器で激しく撹拌・混合する。
⑤ 香料を添加・混合して，空びんに充填して密栓する。
⑥ できあがりは乳白色で香味がよく，舌ざわりがなめらかな製品がよい。飲用時に 4～5 倍に薄める。

合成酸乳の配合

脱脂粉乳	150 g
水	900 g
砂糖	1000 g
50 % 乳酸	20 g
クエン酸	2 g
d-酒石酸	2 g
香料	10 g

① 脱脂粉乳・水・砂糖を鍋に入れよく混ぜる
↓
② 80℃で 15～20 分間加熱・殺菌する
↓
③ 20℃に冷却する
↓
④ 乳酸を加える
↓
④ クエン酸・酒石酸を加える
↓
⑤ 香料を加える
↓
⑤ びんに詰める

課題
乳及び乳製品の成分規格等に関する省令（乳等省令）で定めている発酵乳・乳酸菌飲料についての基準について調べてみよう。

ポイント スターター種菌の入手先
国立研究開発法人 農業生物資源研究所 遺伝資源センター（農業生物資源ジーンバンク）
〒305-8602 茨城県つくば市観音台 2-1-2

参考資料 いろいろな種類の乳酸菌

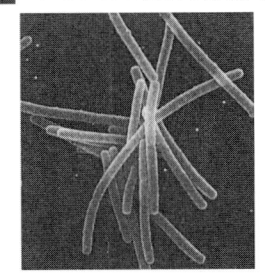

ヘルベティカス菌：ヨーグルトや乳酸菌飲料に用いる

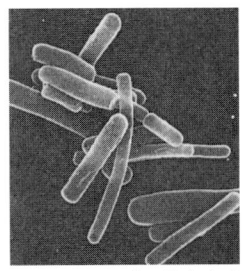

ブルガリカス菌：最も古くから知られている乳酸菌

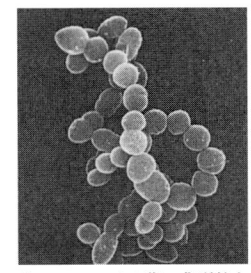

サーモフィラス菌：典型的な牛乳用乳酸菌で，耐熱性がある

IX 5 褐変試験

1. アミノ・カルボニル反応

　食品を加工や貯蔵した時に，食品成分の反応により褐色に着色してくる現象を褐変という。アミノ・カルボニル反応*は主要な非酵素的褐変反応であり，パンの製造など食品を焼くときや，味噌，醤油の製造過程で見られる他，食品の長期保存による着色にも関係する。これは，アミノ化合物（アミノ酸，タンパク質など）とカルボニル化合物（還元糖，脂質など）との反応に始まり，種々の反応を経て褐色色素（メラノイジン）を生じる反応である。

実験　褐変に及ぼす還元糖，酸化防止剤，および温度の影響

試料　5％グルコース溶液，5％スクロース溶液，5％グリシンを含む0.2Mリン酸緩衝溶液（pH 7.0）

試薬　10％亜硫酸ナトリウム（Na_2SO_3）溶液

器具　分光光度計，試験管，メスピペット，駒込ピペット，湯煎器，三脚，ガスバーナー

操作

① 下表に従い，試験管A～Dにグリシン溶液を2mLずつメスピペットで取り，5％グルコース溶液または5％スクロース溶液を2mLずつメスピペットで加えて混合した後，試験管Cには10％ Na_2SO_3 溶液を駒込ピペットで加えて混合する。加熱する前に，A～Dの溶液について，波長450 nmにおける吸光度（X）を測定して記録する。

② 試験管Bは室温に20分以上放置し，残りの試験管は沸騰湯浴で20分間加熱する。水道水で冷却後，試験管Bの反応液も含め，再び吸光度（Y）を測定し，A～Dの溶液について，吸光度の差（Y − X）をそれぞれ求め，褐変の程度を比較する。

①グリシン溶液を2 mLずつ入れる
↓
①5％グルコース溶液を2 mLずつまたは5％スクロース溶液を2 mL加える
↓
①吸光度を測る（波長450 nm）
↓
②室温で20分放置または20分加熱する
↓
②吸光度を測る（波長450 nm）

試験管	A（対照）	B	C	D
グリシン溶液	2 mL	2 mL	2 mL	2 mL
グルコース溶液	2 mL	2 mL	2 mL	―
スクロース溶液	―	―	―	2 mL
Na_2SO_3	―	―	4滴	―
反応温度	加熱	室温	加熱	加熱

* **参考資料**

　アミノ・カルボニル反応に影響する因子には以下のものがある。

- 温度……高いほど反応が速い。
- 濃度……物質の濃度が高いほど反応が速い。
- 酸化防止剤……亜硫酸塩の添加により反応が抑制される。
- pH……pH 3以上では，pHが高いほど反応が速い。
- 水分……水分30％程度が最大。無水状態では反応しない。

2．酵素による食品の褐変

　リンゴ，ナシ，ジャガイモなどの切り口を空気にさらしておくとやがて褐変してくる。この現象は，食品中に存在する酸化酵素（オキシダーゼ）が，チロシンやポリフェノール化合物を酸素共存下に酸化，重合し，メラニンやキノンなどの褐色色素が生じたためで，酵素的褐変という。この褐変を防止するためには，酵素，基質，酸素の3者の共存状態を阻害するか，酸化生成物を還元するか，酸化酵素を失活させることが必要である。

実験 1　ポリフェノールオキシダーゼ*

試料　リンゴ
試薬　1％食塩溶液，食酢1/5希釈液，1％クエン酸溶液，1％アスコルビン酸溶液
器具　100 mL 容ビーカー，メスシリンダー，ガラス棒，ピンセット，包丁，まな板
操作

① 下表に従い，100 mL 容ビーカー B～F に蒸留水または各試薬をメスシリンダーで各 50 mL ずつ取る。ビーカー A（対照）には何も入れない。
② リンゴは皮と芯を除き，いちょう切りにして，ビーカー A～F に数片ずつ加え，B～F は，それぞれガラス棒で撹拌する。このとき，リンゴの果肉が褐変しないように，すばやく操作する。
③ 10 分後に各ビーカーからリンゴをピンセットで取り出し，ペーパータオルの上にのせる。
④ 20 分ごとに 60 分後までのリンゴの褐変状態を観察し，それぞれの時間について A～F のリンゴを相互に比較して記録する。

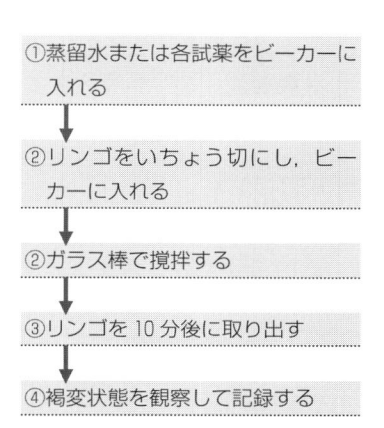

①蒸留水または各試薬をビーカーに入れる
↓
②リンゴをいちょう切りにし，ビーカーに入れる
↓
②ガラス棒で撹拌する
↓
③リンゴを 10 分後に取り出す
↓
④褐変状態を観察して記録する

試験管	A（対照）	B	C	D	E	F
	—	水 50 mL	1％食塩水 50 mL	食酢希釈液 50 mL	1％クエン酸溶液 50 mL	1％アスコルビン酸溶液 50 mL
リンゴ	数片	数片	数片	数片	数片	数片

*参考資料　ポリフェノールオキシダーゼの作用
・pH が低いと活性が低下し，pH が高いと促進される。
・水に浸して空気中の酸素に触れないようにすると，褐変しにくい。
・アスコルビン酸を添加すると，還元作用により褐変を抑えることができる。
・レモン汁などかんきつ類の果汁を加えると，有機酸（クエン酸など）とアスコルビン酸の作用によって褐変を抑え，風味が増す。
・食塩水（1％程度）は酵素作用を阻害するので褐変が抑えられ，アスコルビン酸を併用すると褐変が著しく抑えられ，その作用は持続する。

IX 応用実験

実験 2 ペルオキシダーゼ

試料 ダイコン

試薬 0.1％ピロガロール溶液（基質液），0.1 M 酢酸緩衝液（pH 5.0），5％酢酸溶液，0.1 M NaOH 溶液，0.1％ 過酸化水素水（H_2O_2）

器具 ガーゼ，おろし金，ロート，ロート台，100 mL 容ビーカー，100 mL 容メスフラスコ，メスピペット，試験管，湯煎器，三脚，ガスバーナー，100 mL 容三角フラスコ

操作

① ダイコン 20 g をおろし金でおろし，4 重にしたガーゼでろ過する。ろ液 2 mL をメスピペットで 100 mL 容メスフラスコに取り，水で定容とし，よく振り混ぜて酵素液とする。次に，試験管に酵素液約 8 mL を取り，沸騰湯浴で 5 分間加熱して冷却後，煮沸酵素液とする。

② 下表に従って 100 mL 容三角フラスコ A〜E に水，煮沸酵素液，または酵素液をメスピペットでそれぞれ 5 mL ずつ取り，次に緩衝液，5％酢酸溶液または 0.1 M NaOH 溶液をメスピペットでそれぞれ 10 mL ずつ加えて混合する。さらに，基質液 1 mL をメスピペットで取り，最後に H_2O_2 1 mL を加えて混合し，反応を開始する。直ちに各三角フラスコの褐変状態を観察して記録する（反応直後）。

③ 10 分後に各三角フラスコの褐変状態を観察し，反応直後の状態と比較して記録する。

①ダイコンをおろし，酵素液を作る
↓ 煮沸酵素液を作る
②三角フラスコに，酵素液を入れる
↓
②A〜Eの三角フラスコに試薬を入れ，褐変状態を観察し，記録する
↓
③10 分間反応後，褐変状態を観察し，記録する

試験管	A（対照）	B	C	D	E
	水 5 mL	煮沸酵素液 5 mL	酵素液 5 mL	酵素液 5 mL	酵素液 5 mL
0.1 M 酢酸緩衝液	10 mL	10 mL	10 mL	—	—
5％酢酸溶液	—	—	—	10 mL	—
0.1 M NaOH	—	—	—	—	10 mL
0.1％ピロガロール溶液	1 mL	1 mL	1 mL	1 mL	1 mL
H_2O_2	1 mL	1 mL	1 mL	1 mL	1 mL

課題

非酵素的褐変反応と酵素的褐変反応の実験結果から，褐変を引き起こす原因と褐変を抑える方法について，まとめてみよう。

付表 1　市販試薬の種類と濃度

市販品	比重 (15℃/4℃)	g/100 g (W%)	g/100 mL (W/V%)	モル濃度 (M)	規定濃度 (N)
濃塩酸	1.19	37	44.0	12	12
局方塩酸	1.15	30	34.5	9.3	9.3
希塩酸	1.04	7.1	7.3	2	2
濃硝酸	1.42	70	99	16	16
局方硝酸	1.15	25	28.8	4.5	4.5
希硝酸	1.07	11.8	12.6	2	2
濃硫酸	1.84	96.2	177	18	36
希硫酸	1.06	9.2	9.8	1	2
濃リン酸	1.71	85	145	14.8	44.4
局方リン酸	1.12	20	22.4	2.3	7
氷酢酸	1.06	98	104	1.3	17.3
局方酢酸	1.04	30	31.2	5.2	5.2
強アンモニア水	0.90	28	25	15	15
局方アンモニア水	0.96	10	9.6	5.6	5.6
過酸化水素	1.11	30	33	9.7	9.7
局方過酸化水素	1.01	3	3	0.9	0.9
局方純（エチル）アルコール	0.796	99	99.5 V%	17.1	−
（エチル）アルコール	0.81	95	96 V%	16.7	−
局方（エチル）アルコール	0.83	87	91 V%	15.6	−

付表 2　ろ紙の種類と用途

種類*	用途	特徴
No. 1	一般定性用	ろ過速度極めて速いが，微細な沈殿は保持できない。
No. 2	標準定性用	ろ過が速く，沈殿の保持もよい。減圧ろ過に適する。
No.101	培養基用	紙面に凹凸があり，粘稠液や細菌培養液のろ過によい。
No.131	半硬質定性用	微細粒子のろ別に適する。紙質は硬く，減圧や加圧に耐える。
No. 3	簡易定量用	紙質は厚く，ろ過は速い。学生実験向きである。
No. 4	硬質ろ紙	紙質が強く，耐酸・耐アルカリ性で微細な沈殿も保持する。
No. 5 A	迅速定量用	疎大沈殿のろ過に適し，ろ過速度は速い。
No. 5 B	一般定量用	ろ過速度，沈殿保持性はいずれも中位で，広範囲に使える。
No. 5 C	硫酸バリウム用	ろ過から漏れるようなごく微細な沈殿のろ過に適する。
No. 6	標準定量用	紙質がNo.5より薄く，沈殿保持性もNo.5Bよりよい。
No. 7	最高級定量用	紙質は最も速く均一である。灰分は最小で精密な分析に向く。
No.50	クロマトグラフィー用	紙質は精製した均一な繊維よりなる。無機以外の一般用である。
No.51	〃	紙質は薄く，紫外線下で蛍光を発しない。
No.51 A	〃	No.51の灰分を除いたもので，無機や生化学精密分析に適する。

*東洋濾紙の品名

付表 3　溶液の比重と濃度

塩　酸		硫　酸		硝　酸		水酸化ナトリウム		アンモニア水	
比重	HCL	比重	H_2SO_4	比重	HNO_3	比重	NaOH	比重	NH_3
15°/4°	%	15°/4°	%	15°/4°	%	15°/4°	%	15°/4°	%
1.000	0.16	1.000	0.09	1.000	1.10	1.007	0.61	1.000	0.00
1.005	1.15	1.040	5.96	1.020	3.70	1.022	2.00	0.996	0.91
1.010	2.14	1.080	11.60	1.040	7.26	1.036	3.35	0.992	1.84
1.015	3.12	1.120	17.01	1.060	10.68	1.052	4.64	0.990	2.31
1.020	4.13	1.160	22.19	1.080	13.95	1.067	5.87	0.986	3.30
1.025	5.15	1.200	27.32	1.100	17.11	1.083	7.31	0.982	4.30
1.030	6.15	1.240	32.28	1.120	20.23	1.100	8.68	0.980	4.80
1.035	7.15	1.280	36.87	1.140	23.31	1.116	10.06	0.974	6.30
1.040	8.16	1.320	41.50	1.160	26.36	1.134	11.84	0.970	7.31
1.045	9.16	1.360	45.88	1.180	29.38	1.152	13.55	0.966	8.33
1.050	10.17	1.400	50.11	1.200	32.36	1.171	15.13	0.962	9.35
1.055	11.18	1.440	54.07	1.220	35.28	1.190	16.77	0.958	10.47
1.060	12.19	1.480	57.83	1.240	38.29	1.210	18.58	0.954	11.60
1.065	13.19	1.520	61.59	1.260	41.34	1.231	20.59	0.950	12.74
1.070	14.17	1.560	65.08	1.280	44.41	1.252	22.64	0.946	13.88
1.075	15.16	1.600	68.51	1.300	47.49	1.274	24.81	0.942	15.04
1.080	16.15	1.640	71.99	1.320	50.71	1.297	26.83	0.938	16.22
1.085	17.13	1.680	75.42	1.340	54.07	1.320	28.83	0.934	17.42
1.090	18.11	1.720	78.92	1.360	57.57	1.345	31.22	0.930	18.64
1.095	19.06	1.760	82.44	1.380	61.27	1.370	33.69	0.926	19.87
1.100	20.01	1.800	86.90	1.400	65.30	1.397	36.25	0.922	21.12
1.105	20.97	1.840	95.60	1.420	69.80	1.424	38.80	0.914	23.68
1.110	21.92			1.440	74.68	1.453	41.41	0.910	24.99
1.115	22.86			1.460	79.98	1.483	44.38	0.906	26.31
1.120	23.82			1.480	86.05	1.514	47.60	0.902	27.65
1.125	24.78			1.500	94.09	1.530	49.02	0.898	29.01
1.130	25.75			1.520	99.67			0.894	30.37
1.135	26.70							0.890	31.75
1.140	27.66							0.886	33.25
1.145	28.61							0.882	34.95
1.150	29.57								
1.155	30.55								
1.160	31.52								
1.165	32.49								
1.170	33.46								
1.175	34.42								
1.180	35.39								
1.185	36.31								
1.190	37.23								
1.195	38.16								
1.200	39.11								

付表 4　緩衝液の組成

1．酢酸ナトリウム―塩酸緩衝液

pH	0.65	0.75	0.91	1.24	1.42	1.71	1.85	1.99	2.32	2.72
1 M HCl (mL)	100	90	80	65	60	55	53.5	52.5	50.0	49.75
1 M 酢酸ナトリウム	50	50	50	50	50	50	50	50	50	50

pH	3.09	3.29	3.49	3.61	3.79	3.95	4.19	4.39	4.58	4.76	4.95	5.20
1 M HCl (mL)	48.5	47.5	46.25	45.0	42.5	40.0	35.0	30.0	25.0	20.0	15.0	10.0
1 M 酢酸ナトリウム	50	50	50	50	50	50	50	50	50	50	50	50

（水で全量を 250 mL とする）

2．酢酸ナトリウム―酢酸緩衝液

pH	3.6	3.8	4.0	4.2	4.4	4.6	4.8	5.0	5.2	5.4	5.6
0.2 M 酢酸 (mL)	92.5	88.0	82.0	73.5	63.0	51.0	40.0	29.5	21.0	14.5	9.5
0.2 M 酢酸ナトリウム	7.5	12.0	18.0	26.5	37.0	49.0	60.0	70.5	79.0	85.5	90.5

3．クエン酸ナトリウム―水酸化ナトリウム緩衝液

pH	4.96	5.02	5.11	5.31	5.57	5.96	6.34	6.69
0.1 M クエン酸ナトリウム	100.0	95.0	90.0	80.0	70.0	60.0	55.0	52.5
0.1 M NaOH (mL)	0	5.0	10.0	20.0	30.0	40.0	45.0	47.5

4．リン酸塩緩衝液

pH	5.7	5.8	5.9	6.0	6.1	6.2	6.3	6.4	6.5	6.6	6.7	6.8
0.2 M KH_2PO_4 (mL)	93.5	92.0	90.0	87.7	85.0	81.5	77.5	73.5	68.5	62.5	56.5	51.0
0.2 M Na_2HPO_4	6.5	8.0	10.0	12.3	15.0	18.5	22.5	26.5	31.5	37.5	43.5	49.0

pH	6.9	7.0	7.1	7.2	7.3	7.4	7.5	7.6	7.7	7.8	7.9	8.0
0.2 M KH_2PO_4 (mL)	45.0	39.0	33.0	28.0	23.0	19.0	16.0	13.0	10.5	8.5	7.0	5.3
0.2 M Na_2HPO_4	55.0	61.0	67.0	72.0	77.0	81.0	84.0	87.0	89.5	91.5	93.0	94.7

5．トリス緩衝液

pH	7.20	7.36	7.54	7.66	7.77	7.80	7.96	8.05	8.14	8.23	8.32	8.40
0.2 M トリスアミノメタン	25.0	25.0	25.0	25.0	25.0	25.0	25.0	25.0	25.0	25.0	25.0	25.0
0.1 M HCL (ml)	45.0	42.5	40.0	37.5	35.0	32.5	30.0	27.5	25.0	22.5	20.0	17.5

pH	8.50	8.62	8.74	8.92	9.10
0.2 M トリスアミノメタン	25.0	25.0	25.0	25.0	25.0
0.1 M HCL (ml)	15.0	12.5	10.0	7.5	5.0

（水で全量を 100 mL とする）

6．水酸化アンモニウム―塩化アンモニウム緩衝液

pH	8.00	8.30	8.58	8.89	9.19	9.50	9.80	10.10	10.40	10.70	11.00
0.1 M NH$_4$OH（割合）	1	1	1	1	1	1	2	4	8	16	32
0.1 M NH$_4$Cl	32	16	8	4	2	1	1	1	1	1	1

7．クエン酸―リン酸水素ナトリウム緩衝液

pH	2.2	2.4	2.6	2.8	3.0	3.2	3.4	3.6	3.8	4.0	4.2	4.4
0.1 M クエン酸 (mL)	98.0	93.8	89.1	84.15	79.45	75.3	71.5	67.8	64.5	61.45	58.6	55.9
0.1 M Na$_2$HPO$_4$	2.0	6.2	10.9	15.85	20.22	24.7	28.5	32.2	35.5	38.55	41.4	44.1

pH	4.6	4.8	5.0	5.2	5.4	5.6	5.8	6.0	6.2	6.4	6.6	6.8
0.1 M クエン酸 (mL)	53.25	50.7	48.5	46.4	44.25	42.0	39.55	36.85	33.9	30.75	27.25	22.75
0.1 M Na$_2$HPO$_4$	46.75	49.3	51.5	53.6	55.75	58.0	60.45	63.15	66.1	69.25	72.75	77.25

pH	7.0	7.2	7.4	7.6	7.8	8.0
0.1 M クエン酸 (mL)	17.65	13.05	9.15	6.35	4.25	2.75
0.1 M Na$_2$HPO$_4$	82.35	86.92	90.85	93.65	95.75	97.25

参考文献

- 井上正美ほか：三訂版・図表食品学，建帛社，1972.
- 川村　亮編：新版食品学実験法，朝倉書店，1979.
- 今堀宏三ほか：高等学校・生物，啓林館，1982.
- 今堀宏三ほか：高等学校・生物　教授資料，啓林館，1983.
- 大西正三編集：要説栄養・食品学実験－50，医歯薬出版，1983.
- 小崎通雄監修，西山隆造ほか：絵で見る食品分析，文教出版，1985.
- 横山正美ほか：食品栄養化学実験法，三共出版，1985.
- 伊吹文男：食品学Ⅰ（総論），培風館，1987.
- 西山隆造：身近なライフサイエンスの実験，オーム社，1989.
- 飯盛和代ほか：食品学実験ノート，建帛社，1989.
- 福井作蔵：生物化学実験法Ⅰ　還元糖の定量法，学会出版センター，1990.
- ララの会編：栄養士のためのデータブック，女子栄養大学出版部，1990.
- 森　一雄ほか：ニューライフ食品学，建帛社，1995.
- 杉谷　哲編：図解食品衛生学実験法，みらい，1997
- 大西正健：酸素の科学，学会出版センター，1997.
- 藤田修三・山田和彦編著：食品学実験書　第2版，医歯薬出版，2002.
- 五訂増補日本食品標準成分表分析マニュアル，建帛社，2006.
- 細貝祐太郎編：新訂原色食尾品衛生図鑑〔第2版〕，建帛社，2008.
- 文部科学省　科学技術・学術審議会　資源調査分科会：日本食品標準成分表2010，2010.
- 公益社団法人　日本食品衛生学会：食品衛生学雑誌　第54巻　第1号，2013.

索 引

ア

アスコルビン酸オキシダーゼ ……… 127
アナログ …………………… 116
アミノ・カルボニル反応 …… 132
アミラーゼ ……………… 114, 118
アルカリ性食品 ……………… 51
アロステリック性 …………… 117
安全ピペッター ……………… 17

イ

イオン交換クロマトグラフィー ……… 36
移動率 …………………… 37, 39
インドフェノール反応 ……… 49
インヒビター ………………… 116

ウ

上皿天秤 ……………………… 18

エ

SI 基本単位 …………………… 6
エステル ……………………… 80
エチレンジアミン四酢酸 …… 32
遠心分離機 …………………… 13

オ

オルトフェナントロリン法 … 64

カ

撹拌 …………………………… 12
火災 …………………………… 2
過酸化物価 ……………… 94, 95
果実エッセンス ……………… 81
価数 ………………………… 30
ガスクロマトグラフィー …… 37
ガスバーナー ………………… 14
カゼイン ………………… 104, 105
カタラーゼ ………………… 110
褐変 ………………………… 132

キ

カード ……………………… 130
金網法 ……………………… 14
加熱 ………………………… 14
カラムクロマトグラフィー … 36
カールプライス反応 ………… 49
寒剤 ………………………… 15
緩衝作用 …………………… 24
乾燥 ………………………… 10
官能検査 …………………… 82
感量 ………………………… 18

キ

器具 ………………………… 10
危険試薬 …………………… 3
危険有害性表示 ……………… 3
キサントプロテイン反応 …… 45
基質特異性 ………………… 113
吸引ろ過 …………………… 12
吸光光度法 ………………… 34
吸光度 ……………………… 34
吸着クロマトグラフィー …… 36
キレート滴定 ……………… 32

ク

グラフ ………………………… 4
グルテン …………………… 104
クレーマーの簡易検定法 …… 84
グロブリン ………………… 106
クロマトグラフィー ………… 36

ケ

計算規則 ……………………… 8
K 値 ………………………… 92
ケルダール法 ……………… 56
ゲルろ過クロマトグラフィー ……… 36
ケン化 …………………… 43, 80
限界デキストリン ………… 114
原子量 ………………………… 6
検量線 ……………………… 34

コ

光学顕微鏡 ………………… 19
合成酵素 …………………… 113
高速液体クロマトグラフィー ……… 37
酵素 ………………………… 110
酵素的褐変 ………………… 133
光電比色計 ………………… 34
恒量 ………………………… 62
コップテスト ……………… 109
駒込ピペット ……………… 16

サ

細菌検査 …………………… 96
最適 pH …………………… 112
最適温度 …………………… 111
差し引き法 ……………… 52, 62
酸価 ………………………… 94
酸性食品 …………………… 51
酸性タール色素 …………… 77
酸乳飲料 …………………… 130
残留物 ……………………… 12

シ

試験管ミキサー …………… 12
脂質 ………………………… 42
自然ろ過 …………………… 12
実験 ………………………… 1
実験ノート ………………… 4
質量パーセント濃度 ………… 7
質量/容量パーセント濃度 …… 7
終点 …………………… 28, 68
順位法 ……………………… 83
純水 ………………………… 8
常圧加熱乾燥法 …………… 66
蒸気法 ……………………… 14
蒸留水 ……………………… 8
食塩相当量 ………………… 71
触媒 ………………………… 110
触媒作用 …………………… 110

食品添加物 ……………88	沈殿物 ……………12	比重計 ……………26
食品分析 ……………11	**テ**	比重びん ……………26
植物色素 ……………78	定性分析 ……………11	比色分析 ……………34
食用色素 ……………76	定量分析 ……………11	ピペット類 ……………16
ス	滴定 ……………28, 68	百万分率 ……………7
水質基準 ……………86	電子天秤 ……………18	ビュレット ……………16, 28
水素イオン濃度指数 ……22	天然色素 ……………78	標定 ……………28
スケッチ ……………19	**ト**	秤量 ……………18
スタンプ法 ……………98	糖酸比 ……………129	**フ**
スプーンテスト ……………109	等電点 ……………47	ファクター ……………28, 68
セ	糖度 ……………109	フェノール試薬法 ……………58
精製水 ……………8	糖度計 ……………20	フェーリング反応 ……………40
セリワノフ反応 ……………41	共洗い ……………27	物理量 ……………6
洗浄 ……………10	ドラーゲンドルフ試薬 ……75	不飽和度 ……………42
鮮度試験 ……………90	ドラフトチャンパー ……………3	プロテアーゼ ……………122
ソ	トリプシン ……………116, 123	分解酵素 ……………113
総硬度 ……………32	**ニ**	分光光度計 ……………34
阻害剤 ……………116	肉色素 ……………78	分子篩クロマトグラフィー
測容 ……………15	2点識別テスト ……………82	………36
測容器具 ……………15	2点比較法 ……………83	分子量 ……………6
ソモギーネルソン法 ……52	乳化 ……………43	分配クロマトグラフィー ……36
ソルビン酸 ……………89	乳酸菌 ……………130, 131	**ヘ**
タ	ニンヒドリン反応 ……………44	ペクチン ……………108
体積 ……………26	**ノ**	ベネディクト反応 ……………40
だ液アミラーゼ ……………120	濃度 ……………7	pH ……………22
脱イオン水 ……………8	**ハ**	pH試験紙 ……………25
炭水化物分解酵素 ……………118	ハウユニット ……………91	ペーパークロマトグラフィー 36
タンニン ……………72	麦芽糖 ……………118	ペプシン ……………122
タンパク質分解酵素 ……122	薄層クロマトグラフィー ……36	ペルオキシダーゼ ……………134
チ	パーセント（％）濃度 ……………7	変敗 ……………94
チオクローム反応 ……………48	バナドモリブデン酸法 ……63	**ホ**
中和 ……………30	パンクレアチン ……………116, 123	芳香物質 ……………80
中和指示薬 ……………31	**ヒ**	補色 ……………35
中和滴定 ……………29, 68	ビウレット反応 ……………44	保存料 ……………89
中和滴定曲線 ……………31	光の色 ……………35	ホプキンス・コーレ反応 ……45
中和反応 ……………68	光の波長 ……………35	ホモジナイザー ……………12
超純水 ……………8	非酵素的褐変 ……………132	ポリフェノールオキシダーゼ…133
直熱 ……………14	比重 ……………26	ホールピペット ……………16
沈殿滴定 ……………70		**マ**
		マグネチックスターラー ……12

マルトース …………………118

ミ

ミオグロビン ………………78
密度 …………………………26
ミニカラム …………………93
ミリグラムパーセント濃度 ……7

ム

ムレキシド反応 ……………75

メ

メスシリンダー ……………15
メスピペット ………………16
メスフラスコ ………………16
メートルグラス ……………15
メニスカス …………………15

モ

モーラー ……………………7
モーリッシュ反応 …………40
モル質量 ……………………6
モル濃度 …………………7, 30
モール法 ……………………70

ヤ

薬品による事故 ……………3

ユ

やけど ………………………2

ユ

有害ガス ……………………3
有効数字 …………………7, 8

ヨ

溶液 …………………………7
溶液の希釈 …………………21
溶解度 ………………………42
ヨウ素デンプン反応 ……41, 100
容量パーセント濃度 …………7

ラ

卵黄係数 ……………………91
卵質係数 ……………………91
ランバート・ベールの法則 …34

リ

力価 ……………………28, 68
リパーゼ ……………………123
硫化鉛反応 …………………45

ル

類縁体 ………………………116
ルミフラビン反応 …………48

レ

冷却 …………………………15
冷却剤 ………………………15
レポート ……………………5

ロ

ろ液 …………………………12
ろ過 …………………………12
ローリー法 …………………58

欧文

AV ……………………………94
DNS 法 ………………………52
EDTA …………………………32
F …………………………28, 68
HU ……………………………91
K 値 …………………………93
M ………………………………7
mg% …………………………7
PbS 反応 ……………………45
POV ……………………94, 95
ppm …………………………7
Rate of flow ………………39
R_f ……………………37, 39

〔編著者〕

村上 俊男　　京都文教短期大学　名誉教授

〔著　者〕(50音順)

池内ますみ　　奈良佐保短期大学　教授
稲田 吉昭　　元東京理科大学大学院　客員研究員
小垂　　眞　　元京都光華女子大学　教授
島田 淳巳　　中村学園大学短期大学部　教授
田中 惠子　　京都文教短期大学　教授
田中 智子　　元神戸女子短期大学　教授
三浦さつき　　奈良佐保短期大学　特任教授
吉川 秀樹　　京都光華女子大学　教授

改訂 基礎からの 食品・栄養学実験

1998年（平成10年）4月15日　初版発行～第14刷
2014年（平成26年）4月30日　改訂版発行
2022年（令和4年）11月25日　改訂版第7刷発行

編著者　村上 俊男

発行者　筑紫 和男

発行所　株式会社 建帛社 KENPAKUSHA

〒112-0011　東京都文京区千石4丁目2番15号
　　　　　　TEL（03）3944-2611
　　　　　　FAX（03）3946-4377
　　　　　　https://www.kenpakusha.co.jp/

ISBN978-4-7679-0499-3　C3077　　　　　亜細亜印刷／常川製本
©村上ほか 1998, 2014. Printed in Japan
（定価はカバーに表示してあります）

本書の複製権・翻訳権・上映権・公衆送信権等は株式会社建帛社が保有します。
JCOPY〈出版者著作権管理機構　委託出版物〉
本書の無断複製は著作権法上での例外を除き禁じられています。複製される場合は，そのつど事前に，出版者著作権管理機構（TEL03-5244-5088，FAX03-5244-5089，e-mail：info@jcopy.or.jp）の許諾を得て下さい。

おもな実験器具①

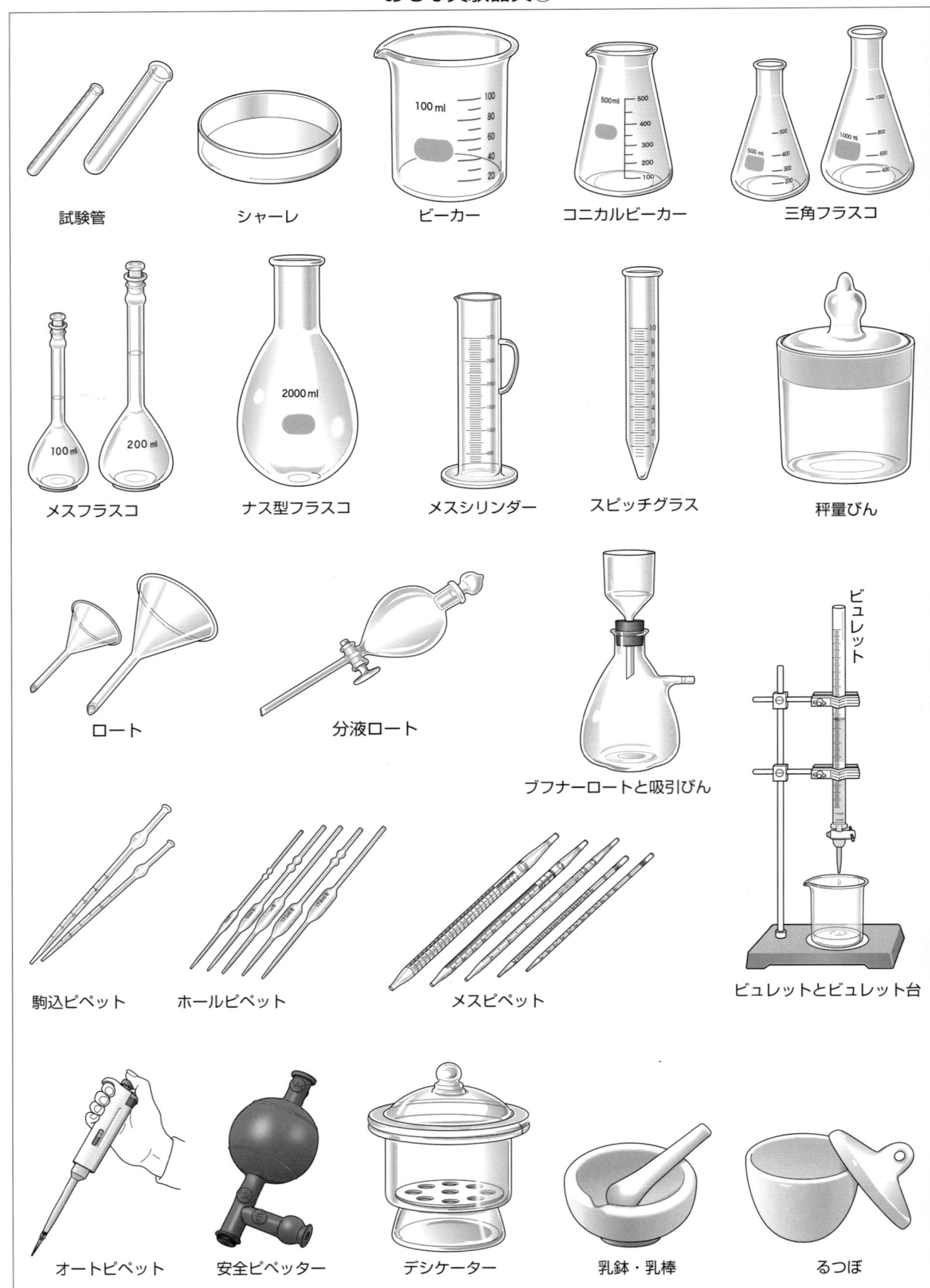

試験管	シャーレ	ビーカー	コニカルビーカー	三角フラスコ

メスフラスコ	ナス型フラスコ	メスシリンダー	スピッチグラス	秤量びん

ロート	分液ロート	ブフナーロートと吸引びん	ビュレットとビュレット台

駒込ピペット	ホールピペット	メスピペット

オートピペット	安全ピペッター	デシケーター	乳鉢・乳棒	るつぼ